Elisabeth Sticht

Heilen mit Quark, Buttermilch und Joghurt

Innere und äußere Anwendungen für
Gesundheit, Schönheit und Fitness

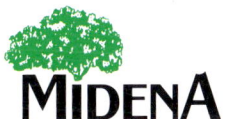

MidenA

Inhalt

Mit gesunder Ernährung den Tag beginnen: ein Müsli zum Frühstück enthält neben Ballaststoffen, Mineralien und Spurenelementen auch Kohlenhydrate und Vitalstoffe.

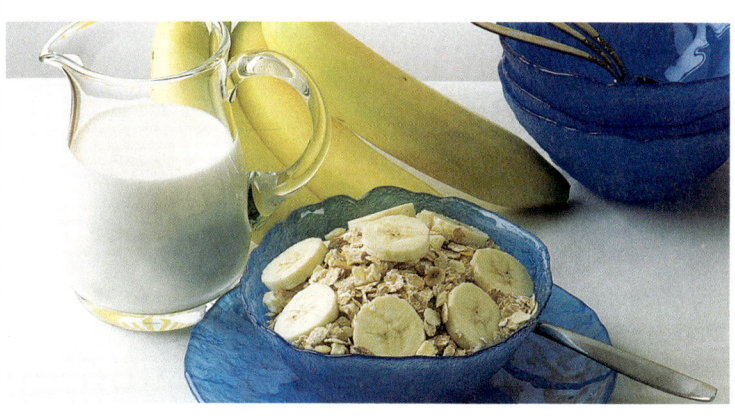

Alles über Buttermilch   42

Alles über Kefir   46

Heilen mit Sauermilchprodukten   54

Schön und fit mit Quark & Co.   *96*

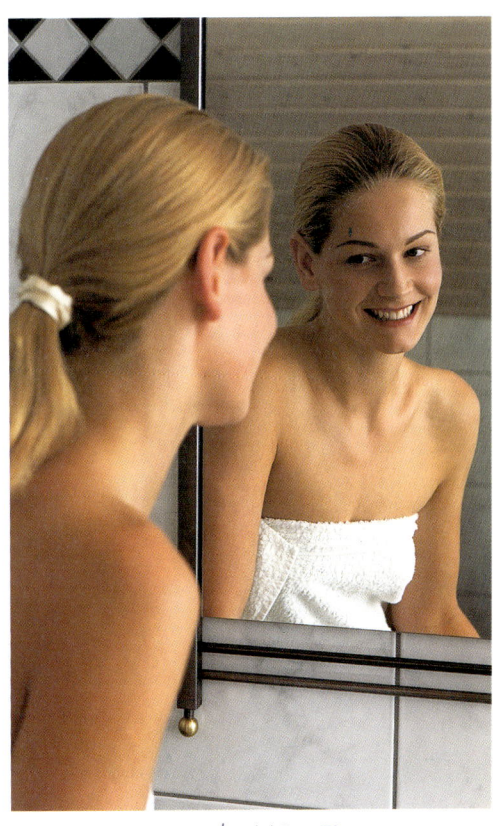

Eine ausgewogene Ernährung bewirkt neben der Gewichtsregulierung auch Schönheit und Wohlbefinden.

Vorwort

Jeder kennt sie, die meisten mögen sie. Schließlich gehören Quark, Joghurt, Buttermilch oder Kefir im gesundheitsbewussten Haushalt und bei figurbetonten Schönheiten zum Standardinhalt des Kühlschranks. Quark und Joghurt hat jeder als gesunde nahrhafte Mahlzeit zwischendurch schon einmal gegessen, Buttermilch und Kefir haben die meisten schon einmal probiert.

Diese Nebenprodukte der Milch sind nicht nur einige der erschwinglichsten Lebensmittel, es steckt noch viel mehr in ihnen. Jedes einzelne der Sauermilcherzeugnisse hat einen speziellen Nährstoffcocktail zu bieten, der dabei hilft, Übergewicht zu vermeiden, den Stoffwechsel zu schonen und den Organismus mit vielen wertvollen Nährstoffen zu versorgen.

Vorbeugen und heilen

Quark, Joghurt, Buttermilch und Kefir gehören im gesundheitsbewussten Haushalt zum Standardinhalt des Kühlschranks. Sie sind nicht nur schmackhaft, sondern auch sehr gesund.

Sauermilchprodukte als natürliche Heilmittel sind ein traditioneller Bestandteil der Volksmedizin. Quark, Joghurt, Buttermilch und Kefir können eine ganze Reihe von Beschwerden lindern, heilen und nicht zuletzt vorbeugen. Dazu gehören vor allem die heute immer häufiger auftretenden ernährungsbedingten Krankheiten, die aus einem geschwächten Stoffwechsel resultieren.

In dem Kapitel »Heilen mit Sauermilchprodukten« finden Sie daher auch immer wieder Anregungen zur Ernährungsumstellung oder Beispiele für Kuren mit Quark, Joghurt, Buttermilch und Kefir, die selbst bei schwereren Krankheitsverläufen zumindest als begleitende Therapie empfehlenswert sind. Eine fünftägige Entschlackungskur, bei der auch Ihr Gaumen nicht zu kurz kommt, rundet die inneren Anwendungen ab.

Äußerliche Anwendung für Gesundheit...

Doch auch äußerlich als Wickel und Auflagen verwendet, kennt man vor allem Quark oder Joghurt in der Naturheilkunde als wirkungsvolle Helfer, besonders bei Atemwegs- und Hautbeschwerden. Nicht umsonst gilt Quark als natürliches Antibiotikum – nur garantiert ohne die Nebenwirkungen, die ein pharmazeutisches Präparat nach sich zieht. Gerade Kinder mit ihrem noch nicht ausgereiften oder Menschen mit einem angegriffenen Immunsystem sprechen sehr gut darauf an. Aus diesem Grunde gehören Quark und Joghurt zu den ältesten Bestandteilen der traditionellen Volksheilkunde.

In diesem Buch finden Sie die vier Gesundheitshelfer erstmals übersichtlich als Heilmittel versammelt. Alle Anwendungen sind genau beschrieben und schnell und einfach durchzuführen.

...und Schönheit

Ihre Vielseitigkeit stellen die Sauermilchprodukte auch als altbekanntes Schönheitsmittel unter Beweis, das schöne und berühmte Frauen in der Vergangenheit als Verjüngungsmittel zu schätzen wussten. Quark, Joghurt und Buttermilch helfen dabei, Hautprobleme zu lindern, und bieten im Verbund mit pflanzlichen Substanzen das richtige Pflegeprogramm für jeden Hauttyp.

In diesem Buch finden Sie alles Wissenswerte über Quark, Joghurt, Buttermilch und Kefir. Woher sie stammen, wie sie wirken und warum sie so ausgezeichnet verträglich sind. Wie man mit ihnen abnehmen kann, ohne kulinarisch zu kurz zu kommen und wie man mit ihrer Hilfe natürliche Kosmetika herstellen kann.

Da alle Sauermilchprodukte frisch am wirkungsvollsten sind, finden Sie auch jeweils eine einfache Herstellungsanleitung.

Sauermilchprodukte gehören zu den ältesten »Arzneimitteln« der traditionellen Volksheilkunde. Aber auch als Schönheits- und Pflegemittel stellen sie ihre Vielfältigkeit bereits seit Jahrtausenden unter Beweis.

Alles über Quark

Seinen Siegeszug trat Quark in der Küche an, wo er vielen Gerichten eine besondere Note verleiht. Erst später entdeckte die Naturheilkunde Quark auch als natürliches Heilmittel. Doch seitdem ist er sowohl aus der Küche wie aus der Naturheilkunde und Schönheitspflege nicht mehr wegzudenken.

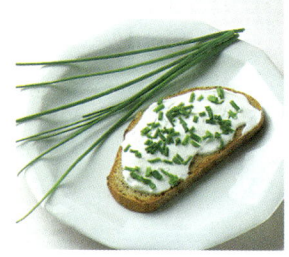

Quark ist ein beliebter Brotaufstrich und einer der besten Kalziumlieferanten.

Quark hat Tradition

Quark entsteht, kurz gesagt, durch die natürliche Säuerung und Entmolkung der Milch. Gerade in der traditionellen ländlich geprägten Kochkunst nimmt Quark, der überall dort anfällt, wo Milch- und Viehwirtschaft betrieben wird, schon lange Zeit eine Sonderstellung ein.

Als Volksnahrungsmittel erster Güte gilt er nicht nur als besonders nahrhaft und gesund, sondern auch als äußerst schmackhafte Grundzutat von verschiedenen pikanten Gerichten und Süßspeisen.

Vom Nahrungsmittel zur Naturmedizin

Ob deftig oder süß zubereitet – zur traditionell ländlichen Küche gehören viele Speisen mit dem Grundnahrungsmittel Quark.

Als Naturheilmittel etablierte sich der Quark erst, nachdem der Mensch anfing damit herumzuexperimentieren und ihn auch äußerlich als Auflage oder Wickel anzuwenden. Wie der Weg eines Nahrungsmittels hin zu einem unverbrüchlichen Teil der volksheilkundlichen Anwendungen aussieht, kann man nicht genau beschreiben. Man kann ihn sich vielleicht folgendermaßen vorstellen: Er hat viel mit genauer Beobachtung des menschlichen Organismus und der Qualität unserer Nahrungsmittel zu tun.

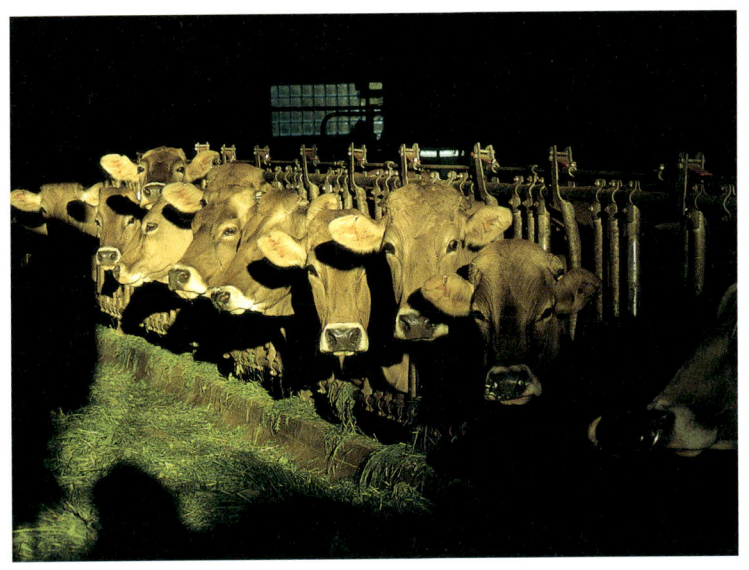

Mit der Zeit gewinnt man bestimmte Erfahrungen über die Wirkung der Lebensmittel auf den Körper und gibt diese – meist mündlich – über Generationen weiter. Ist eine bestimmte Behandlung einer Beschwerde wiederholt erfolgreich, so gilt die Therapie als wirkungsvoll.

Erst durch Experimente entwickelte sich der Quark vom Volksnahrungsmittel zum festen Bestandteil der traditionellen Volksheilkunde.

VOLKSNAHRUNGSMITTEL QUARK

Das Oeconomische Lexikon von 1764 verzeichnet: »Quark, oder, wie er auch an einigen Orten genannt wird, Topffen, ist das dicke und zusammengeronnene Theil, so nach abgenommenem Rahm oder Sahne, und abgelauffenen Molcken von der Milch übrig bleibet, und den man in den Haushaltungen nicht nur an statt der Butter zu Brot essen, und Steiffmatz zu nennen pflegt, sondern auch zu anderen Sachen als, Kuchen, Käsern etc. gebrauchet, insbesonderheit aber wird der so genannte Quark-Käse daraus bereitet.«

Der Quark kam auf diesem Wege zu dem Ruf, ein sehr wirkungsvolles Mittel zur Behandlung von Hautproblemen zu sein. Darüber hinaus soll er der Haut besondere Frische und Spannkraft verleihen und damit einen verschönernden Effekt besitzen.

Doch auch bei einer ganzen Reihe alltäglicher Beschwerden, wie etwa Fieber oder Halsentzündung, ist Quark aufgrund seiner besonderen Eigenschaften bis heute ein kaum übertroffenes natürliches Heilmittel. Aufgrund seiner guten Verträglichkeit wird er auch sehr gerne in der Kinderheilkunde eingesetzt.

Geschichtliches und Geschichten zum Quark

Bereits der römische Kaiser Julius Cäsar kam nach seinem Sieg über die Germanen in den Genuss von Quark.

Quark ist wahrscheinlich das älteste uns bekannte Milchfrischprodukt. Schon seit Jahrtausenden kennt der Mensch jenes Nebenprodukt der Milch, das entsteht, wenn diese sauer wird und gerinnt.

Vermutlich gibt es Quark schon seit der Jungsteinzeit, als unsere Urahnen begannen, Milchtiere zu domestizieren. Prähistorische Funde zeigen die typischen Gerätschaften, die zur Quarkherstellung nötig sind. In Tongefäßen wurde die frische Milch aufbewahrt, die bei warmer Witterung jedoch schon nach wenigen Stunden zu säuern begann, um sich in klumpige Dickmilch zu verwandeln. Gab man diese in einen kleinen geflochtenen Korb, lief die Molke ab und eine feste Masse blieb zurück.

In lateinischen Schriften tauchte der Quark erstmals als »Caseus in formam melae manu pressus« aus, also als Käse, den man mit den Händen in Form eines Apfels presste. Als solchen überreichten ihn die Germanen als Begrüßungsgeschenk dem siegreichen römischen Imperator Julius Caesar.

Woher der Quark seinen Namen hat

Zu seinem jetzigen Namen kam der Quark vermutlich durch das mittelhochdeutsche »twarc« oder »zwarc«, seit dem 14. Jahrhundert mit einem »Qu« am Wortbeginn. Beide Begriffe sind höchstwahrscheinlich dem slawischen Sprachgebrauch entlehnt. Denn in Osteuropa kannte man den »zwarc« im Volksmund als Lieblingsspeise der Zwerge – was sich in gewisser Weise bis heute erhalten hat. Denn gerade Kinder lieben Quarkzubereitungen und -speisen, was angesichts der Schwierigkeit, Kindern Nahrhaftes und Gesundes als Leckerei zu kredenzen, von gesundheitsbewussten Eltern nicht hoch genug zu schätzen ist.

Unter der Bezeichnung »geislutz« schließlich taucht der Quark in einer der ersten deutschen Rezeptsammlungen des Klosters Heilbrunn aus dem 15. Jahrhundert auf. Zu jener Zeit kannte man die Zubereitung des Quarks vor allem mit Salz und nur selten mit Früchten und Honig.

Auch wenn der Quark in der Redensart für das Unbedeutende steht, so zeigt doch seine Verbreitung quer durch die deutschen Dialekte, dass er bei uns seit jeher eine große Rolle in Haus und Küche spielte. So spricht man in Österreich und Bayern vom Topfen, in Hessen vom Sibbkäs (von sibbern: tropfen), im Rheinland vom Klatschkäse, in Sachsen vom Matz, in Baden vom Bibbeleskäse (Bibbeles heißen die Küken, die man früher mit einer Mischung aus Quark und Kleien hochpäppelte), in Franken vom Matte, in Württemberg vom Luckeleskäs, im Allgäu vom Zieger und in Berlin vom Weißkäse.

Ob Topfen, Sibbkäs, Matz oder Zieger – Quark ist seit jeher quer durch die Dialekte in aller Munde.

Eine internationale Speise

Auch von den Völkern Süd- und Ostasiens ist bekannt, dass sie bereits vor Jahrtausenden Quark und das Geheimnis seiner Zubereitung kannten. Dies belegen prähistorische Funde von siebartigen Geräten, mit denen schon damals quarkähnliche

11

Speisen hergestellt wurden. Bei afrikanischen Stämmen, die Viehzucht treiben, finden sich noch heute ähnliche Geräte zur Quarkzubereitung. Von den Nomadenstämmen des Orients weiß man ebenfalls, dass sie Quark seit Jahrtausenden sehr schätzen.

Eine der schönsten Legenden, die sich um die Entstehung der gesunden Leckerei ranken, entstammt dem Märchenzyklus der schönen Scheherazade. Die Geschichte des Nomaden Kanana, der auf seiner Reise den Quark »erfand«, mag sie dem Sultan Scherhaban in einer der 1001 Nächten erzählt haben.

Wie Kanana den Quark zauberte

Legenden und Geschichten ranken sich um die Entstehung des Quarks. Eine der schönsten Erzählungen ist die vom Nomaden Kanana.

Kanana machte sich zu einer langen Reise durch die Wüste fertig. Um seinen Durst und seinen Hunger unterwegs zu stillen, füllte er sich wie immer einen getrockneten Schafsmagen mit Ziegenmilch, in welchem die Milch vor der Hitze geschützt war. Am ersten Tag der Reise gönnte er sich keine Ruhe, um seine Mahlzeit aus getrockneten Datteln und Ziegenmilch zu sich zu nehmen. Auf seinem Pferd überquerte er Gebirgspässe und hetzte durch Täler, und noch immer war der Weg, der vor ihm lag, weit.

Als die Nacht des zweiten Tages schließlich hereinbrach, stieg Kanana völlig erschöpft von seinem Hengst ab. Durstig setzte er sich nieder, um aus dem Schafsmagen einen Schluck Ziegenmilch zu nehmen. Doch, oh Schreck. Keine erfrischende Milch strömte heraus, sondern nur eine dünne wässrige Flüssigkeit. Kanana konnte es kaum fassen und schnitt nun die Haut des Schafsmagens auf: Heraus quoll eine befremdlich gelblichweiße Masse. Von Hunger und auch Neugier geplagt kostete Kanana davon. Und siehe da, die verzauberte Ziegenmilch schmeckte vorzüglich und erfrischte mit ihrem säuerlichen Beigeschmack. Nach seiner Mahlzeit dachte Kanana über die mögliche Ursache der Umwandlung der Milch nach. Er vermutete, dass der Schafsmagen noch nicht ganz ausgetrocknet war und die restliche darin vorhandene Flüssigkeit die Ziegenmilch verwandelt hatte.

Mit diesem Gedanken war er gar nicht so weit von der Lösung des Rätsels entfernt. Die wissenschaftliche Erklärung dazu wurde jedoch erst viele Jahrhunderte später gefunden. Das Labferment, ein Enzym im so genannten Labmagen von Wiederkäuern wie Schafen oder Kälbern, lässt die Milch gerinnen. Das daraus entstandene Produkt ist der Quark. Dieser ist bis heute ein im Orient beliebtes und hoch geschätztes Grundnahrungsmittel.

Nährwert und heilsame Wirkung auf den Körper

Quark als Nahrungsmittel ist ein fester Bestandteil in der Schonkost und in der Ernährungstherapien nach Kneipp. In der Naturmedizin dient die Ernährung dazu, Verdauung und Stoffwechsel umzustimmen, um Krankheiten zu heilen und die Gesundheit zu erhalten.

Quark ist ein natürliches Antibiotikum, das hervorragend gegen Entzündungen und Schmerzen hilft.

QUARK ALS HEILMITTEL VON INNEN

Quark als Grundbaustein der Ernährung ist angezeigt bei:
* Kindern im Wachstum
* Der Vorbeugung von Osteoporose (Knochenschwund) während der Wechseljahre der Frau
* Über- oder Untergewicht
* Bluthochdruck und Infarktgefahr
* Magenverstimmungen

Der Quark hat hier eine Sonderstellung inne, denn er gilt auch als natürliches Antibiotikum. Innerlich wie äußerlich angewendet, entfaltet er eine stark entzündungshemmende Wirkung und kann insbesondere entzündliche Schmerzen innerhalb kürzester Zeit stillen. In der Aufbaukost, die während der Regeneration von einer Krankheit gereicht wird, ist Quark eine ideale Nahrungsergänzung und hilft dem Patienten schnell wieder auf die Beine. Da er durch seinen säuerlich erfrischenden Geschmack sehr gerne gegessen wird, erreicht er seine Heilwirkung auch bei heiklen Essern meist recht schnell.

Zusammensetzung des Quarks

Unser Körper profitiert vor allem von der einzigartigen Nährstoffzusammensetzung des Quarks. So enthalten 100 Gramm Magerquark:

2,5 bis 3 Prozent Milchzucker (Laktose) Von den in der Natur vorkommenden organischen Säuren, die der Körper für seinen Stoffwechsel benötigt, ist die Milchsäure die am besten verträgliche. Sie hemmt schädliche Darmbakterien am Wachstum und trägt so dazu bei, Fehlgärungen im Darm zu verhindern. Ist die Darmflora durch seelische Überlastung oder durch einseitige Ernährung angegriffen, hilft der Milchzucker dem Körper bei der Ausscheidung von Stoffwechselschlacken und bei der Sanierung und Gesundung des Darms.

0,6 Prozent Mineralsalze Quark ist einer der besten Kalziumlieferanten. Kalzium benötigen wir für stabile Knochen und Zähne, für die Bewegungsfähigkeit der Muskeln und um starke Nerven zu bewahren. Dieses Mineral ist besonders wichtig zur gesunden Knochenbildung des Kindes, bei der Ernährung schwangerer Frauen und stillender Mütter sowie bei älteren Menschen, um der Entkalkungstendenz der Knochen entgegenzuwirken. Auch das Spurenelement Jod, das wir für die Bildung der Vorstufen des Schilddrüsenhormons Thyroxin benötigen, ist im Quark enthalten. Phosphor ist ein weiteres Mineral im Quark, das auch Bestandteil unseres Skeletts ist. Wir benötigen es zur Energiegewinnung.

Übersicht

100 g Magerquark enthalten:

* *2,5–3% Milchzucker*
* *0,6% Mineralsalze*
* *1% Milchsäure*
* *15% Eiweiß*
* *Alle essentiellen Aminosäuren*
* *Wasserlösliche Vitamine B*
* *Fettlösliche Vitamine A und D*
* *Milchfett*

NÄHRWERTE AUF EINEN BLICK

	Rohmilch	Vollmilch 3,5% Fett	Quark 40% i.Tr.	Quark 40% i.Tr.
	g	g	g	g
Fett	3,8	3,5	11,4	11,4
Eiweiß	3,3	3,3	11,1	11,1
Kohlenhydrate	4,8	4,8	3,3	3,3
	mg	mg	mg	mg
Natrium	48	50	34	34
Kalium	157	150	82	82
Kalzium	120	120	95	95
Phosphor	92	100	187	187
Eisen	0,05	0,05	0,3	0,3
Fluor	0,017	0,013	0,02	0,02
Vitamin A	0,03	0,06	–	–
Vitamin B_1	0,04	0.04	0,03	0,03
Vitamin B_2	0,18	0,17	0,24	0,24
Cholesterin	12,3	13	37	37

✳ **1 Prozent Milchsäure** Die Milchsäure ist für den Geschmack bestimmend.

✳ **15 Prozent Eiweiß** Es besteht überwiegend aus Kasein (Milcheiweiß) und Milchalbuminen, einem besonders hochwertigen Eiweiß, das in kaum einem anderen Lebensmittel in ähnlich hoher Konzentration vorkommt. Da sich die meisten Menschen mit minderwertigem und schwer verdaulichem Eiweiß aus zu viel Fleisch und Fisch ernähren, leidet ihr Stoffwechsel. Die Albumine helfen dabei, diesen wieder auf Trab zu bringen, da sie in Form sehr feiner und wasserlöslicher Flocken vorliegen, die schneller verdaut werden können.

Quark setzt sich aus einer einzigartigen Nährstoffkombination zusammen, von der unser Körper in vielerlei Hinsicht profitiert.

15

Aufgrund der kindlichen Vorliebe für Süßes, sollte man unbedingt darauf achten, Kindern Nahrungsmittel zu geben, die für ihre Entwicklung lebenswichtigen Vitamine und vor allem das in Milchprodukten enthaltene Eiweiß enthalten.

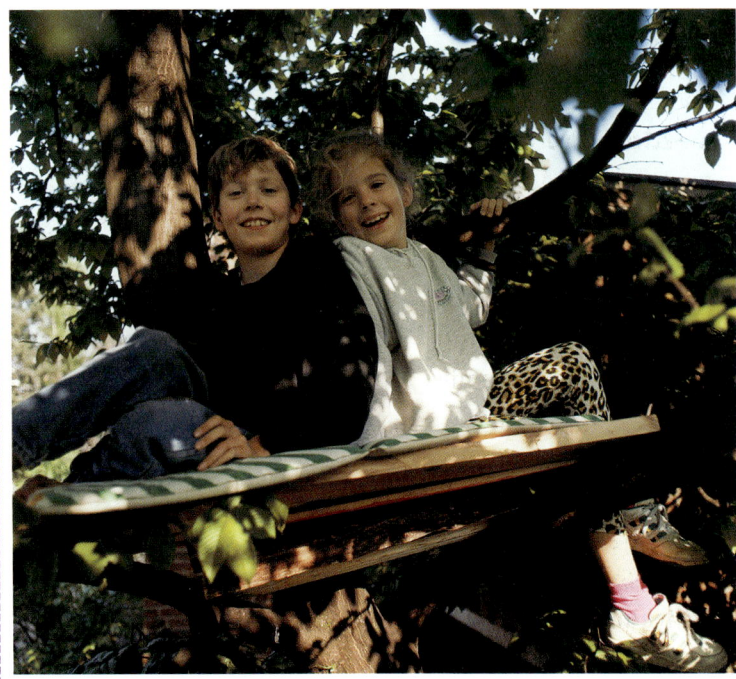

Quark enthält viel hochwertiges Eiweiß und lebenswichtige Vitamine. Vor allem Kinder in der Wachstumsphase oder Vegetarier sollten viel Quark essen.

Hochwertiges Eiweiß ist besonders wichtig für Kinder, die sich im Wachstum befinden, sowie zur Regeneration des Körpers nach schweren Verletzungen oder nach chirurgischen Eingriffen. Da das Eiweiß zudem zu einem hohen Sättigungsgrad beiträgt, ist der Quark häufig Bestandteil von Diätplänen zum Abnehmen.

✳ **Alle essenziellen Aminosäuren** Diese benötigen wir für den Aufbau von körpereigenem Eiweiß. Die Aminosäuren in Milchprodukten liegen in einer für unseren menschlichen Körper günstigeren Zusammensetzung als die der pflanzlichen Eiweiße vor.

✳ **Wasserlösliche Vitamine B`** Besonders das Vitamin B_{12} aus dieser Gruppe ist lebenswichtig für unseren Organismus. Für Menschen, die in ihrem Ernährungsplan auf Fleisch verzichten, ist das Milchprodukt Quark daher die optimale

Ernährungsergänzung. Doch auch die anderen Vitamine des B-Komplexes, die alle wichtig für die Stoffwechselvorgänge im Körper sind, sind reichlich im Quark enthalten.

✳ **Fettlösliche Vitamine A und D** Zu den fettlöslichen Vitaminen gehört das Schönheitsvitamin A, das nicht nur wichtig für die Augen, sondern auch für den Aufbau und die Erhaltung der äußersten Hautgewebe ist. Vitamin D hingegen unterstützt die Bildung von Knorpel und Knochen.

✳ **Milchfett** Dies ist in fetthaltigeren Quarksorten enthalten und besonders bekömmlich. Es verleiht dem Quark zugleich eine sahnige Geschmacksnote. Trotzdem beeinträchtigen die geringen Konzentrationen an Milchfett auch bei reichlicher Aufnahme von fetthaltigeren Quarksorten kaum deren diätetischen Wert, von einigen speziellen Erkrankungen abgesehen. Selbst als Grundbestandteil einer Schlankheitskur wird die Wirkung des Quarks durch seinen Milchfettgehalt nicht geschmälert. Das Milchfett ist ganz im Gegenteil besonders wichtig für eine ausgewogene Ernährung.

Wer auf Quark verzichten muss

Menschen, die unter einer Laktoseempfindlichkeit leiden, müssen auf die Ernährung mit Quark verzichten. Ihnen fehlt das Enzym Laktase, das der menschliche Körper dazu benötigt, den Milchzucker im Quark aufzuspalten, so dass dieser in den menschlichen Blutkreislauf gelangen kann.

Bei anderen Menschen ist dieses Enzym zwar vorhanden, doch arbeitet es nicht voll. Auch bei ihnen kann es zu einer Laktoseempfindlichkeit kommen. Gelangt der Milchzucker unverdaut in den unteren Darmabschnitt kann es zu Blähungen, Bauchschmerzen, Krämpfen und Durchfall kommen. Ganz auf Milchprodukte müssen Menschen mit Laktoseintoleranz jedoch nicht verzichten. Joghurt bietet eine gut verträgliche und ebenso gesunde Alternative.

Wer unter einer Laktoseintoleranz leidet, darf keinen Quark essen. Joghurt hingegen ist unproblematisch.

17

Stellen Sie den Quark in der gut verschlossenen Packung im Kühlschrank auf den Kopf. So bleibt er besonders lange frisch und saftig.

Kleine Warenkunde

✳ Magerquark beinhaltet unter 0,2 Gramm Fett; sein Brennwert beträgt 72 kcal bzw. 301 kJ.

✳ Speisequark mit 10 Prozent Fett i. Tr. beinhaltet 2 Gramm Fett je 100 Gramm; sein Brennwert beträgt 85 kcal bzw. 354 kJ.

✳ Speisequark mit 20 Prozent Fett i. Tr. enthält 4,4 Gramm Fett je 100 Gramm; sein Brennwert beträgt 103 kcal bzw. 430 kJ.

✳ Speisequark mit 40 Prozent Fett i. Tr. trägt die Bezeichnung Speisequark mit Sahne oder Speisequark mit Rahm. Er enthält 10,3 Gramm Fett je 100 Gramm; sein Brennwert beträgt 148 kcal bzw. 621 kJ.

✳ Sahne- oder Rahmquark muss mindestens 50 Prozent Fett i. Tr. enthalten.

Achten Sie beim Einkauf auf eine gute und wenn möglich biologisch kontrollierte Qualität des Quarks. Gute Quarksorten mit Bioqualität erhalten Sie im Naturkostladen, Reformhaus oder auch im Kühlregal im Supermarkt. Neben den Quarkstandardprodukten gibt es eine Vielzahl von Quarkzubereitungen in den Geschmacksrichtungen von süß bis pikant. Für gesundheitliche Zwecke sollten Sie jedoch auf reinen Quark zurückgreifen und ihn nach Wunsch selbst verfeinern. Rezepte dazu finden Sie ab Seite 100. Quark sollte immer so frisch wie möglich verzehrt und verwendet werden. Bei kühler Lagerung bei + 4 °C hält er sich ungeöffnet bis zu zwei Wochen.

Die äußerliche Behandlung mit Quark

Äußerlich angewendet als Auflage oder Wickel wirkt der Quark auf die Haut, indem er diese dabei unterstützt, ihren natürlichen Säureschutzmantel zu erhalten oder wieder aufzubauen. Durch die angeregte Durchblutung wird der Zellstoffwechsel in Schwung gebracht und damit die Regeneration der Haut gefördert. Pflegend wirkt Quark, da er der Haut wertvolle

Quark erhält und regeneriert den Säureschutzmantel der Haut.

Mineralstoffe und Fett zuführt. In Kombination mit Früchten oder Kräutern kann man sie so auf natürliche Weise und ganz auf den jeweiligen Hauttyp abgestimmt pflegen. Zudem wirkt Quark kühlend und zusammenziehend (adstringierend) sowie entzündungshemmend und schmerzstillend. Quark ist für jedermann zur äußeren Anwendung geeignet. Besonders Kinder sprechen auf die Behandlung mit Quarkwickeln bei Fiebererkrankungen und Hautleiden sehr gut an.

Am häufigsten wird dieser in Form eines Halswickels eingesetzt. Er kann jedoch auch an jedem anderen Körperteil seine wohltuende Wirkung entfalten. Da ein Wickel schlaffördernd wirkt, können Sie ihn auch über Nacht anlegen. Allerdings nicht bei empfindlicher Haut, da der Quark aufgrund seiner durchblutungsfördernden Eigenschaften zu Rötungen führt.

Vorsicht!

Bei empfindlicher Haut sollten Sie auf Quarkwickel verzichten.

QUARKWICKEL

Sie brauchen:

100–200 g gekühlten Speisequark Zwei frische Leinen- oder Baumwolltücher: 10 x 70 cm und 15 x 70 cm Ein Woll- oder Flanelltuch

1
Streichen Sie den Quark etwa messerrückendick auf das schmalere Leinentuch und bedecken Sie damit die zu behandelnde Stelle.

2
Wickeln Sie darüber das zweite Leinentuch und darum zum Abschluss noch das Woll- oder Flanelltuch. Auch wenn der Wickel dafür sorgt, den Quark an Ort und Stelle zu halten, so sollte der Patient sich doch während der Einwirkzeit so wenig wie möglich bewegen und am besten ruhen.

3
Die Körperwärme bringt den Quark zum Trocknen; dies dauert etwa 1 Stunde.

4
Anschließend spülen Sie den trockenen Quark gründlich mit lauwarmem Wasser ab.

EIN QUARKWICKEL IST ANGEZEIGT BEI:

* Fieber
* Mandelentzündung
* Halsschmerzen und Halsentzündung
* Nasennebenhöhlenentzündung
* Rheumatoider Arthritis
* Arthrose
* Verstauchungen und Prellungen
* Venenentzündung
* Schlafstörungen

Sie brauchen:

100–200 g Magerquark
Ein frisches Leinentuch

QUARKAUFLAGE

Wenn Sie eine Quarkauflage vornehmen, sollten Sie während der Einwirkzeit des Quarks ruhen, da dieser nicht wie beim Wickel fixiert ist.

1
Streichen Sie den gekühlten Quark fingerdick auf die zu behandelnde Hautfläche.

2
Anschließend legen Sie ein mit kaltem Wasser befeuchtetes oder ein trockenes Leinentuch darüber.

3
Alternativ dazu können Sie den Quark vorher auch auf einem Holzbrett plattklopfen und ihn auf die schmerzende Körperstelle legen. Dies bietet sich beispielsweise bei Muskelschmerzen, z.B. Muskelkater, an.

4
So lange einwirken lassen, bis der Quark getrocknet ist; mindestens ½ Stunde.

5
Die Auflage kann bei Bedarf sofort wiederholt werden.

Die Quarkmenge richtet sich nach Größe des zu behandelnden Körperteils. Die Leinen- oder Baumwolltücher erhalten Sie fertig zugeschnitten in der Apotheke oder im medizinischen Fachhandel.

QUARKAUFLAGEN SIND ANGEZEIGT BEI:

* Augenentzündungen
* Entzündlichen Hauterscheinungen
* Ekzemen
* Hämorrhoiden
* Lymphdrüsenentzündungen
* Verstauchungen

* Muskelschmerzen und Muskelkater
* Venenentzündung
* Verbrennungen (Sonnenbrand)
* Zur Vorbeugung von Brustdrüsenentzündungen bei Frauen

So stellen Sie Quark selbst her

Seit dem 19. Jahrhundert wird Quark aufgrund der gestiegenen Nachfrage nicht mehr im bäuerlichen Kleinbetrieb, sondern in Molkereien hergestellt. Dazu wird grundsätzlich entrahmte Milch verwendet. Erst nach dem Abscheiden der Molke wird dem Quark die gewünschte Fettmenge in Form von pasteurisiertem Rahm zugesetzt. Wenn Sie ihren Quark selbst herstellen, hat dies unter anderem den Vorteil, dass sie ihn ganz frisch verzehren können.

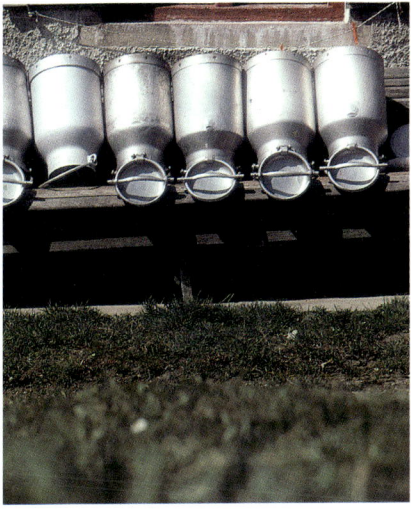

Quark wird heute in Molkereien produziert. Durch Zusatz von Rahm erhält er die gewünschte Fettmenge.

Quark ist deshalb so beliebt, weil er nur eine geringe örtliche Reizwirkung hat, aber stark kühlt. Er regt die Durchblutung an, wirkt abschwellend und schmerzlindernd.

QUARK AUS ROHMILCH ODER VORZUGSMILCH

1 l Rohmilch oder Vorzugsmilch (für etwa 200–300 g Quark)
Eine Schüssel aus Steingut, Glas oder Porzellan mit einem Teller zum Verschließen
Ein Mulltuch (Stoffwindel) oder einen fertig gekauften Quarksack
Ein größeres Küchensieb
Einen hohen Topf
Einen Kochlöffel

Kaufen Sie zur Herstellung Ihres Quarks möglichst hochwertige Rohmilch entweder direkt vom Bauernhof, im Naturkostladen oder im Reformhaus.

1
Waschen Sie die Schüssel mit kochend heißem Wasser aus.

2
Geben Sie die Rohmilch in die Schüssel, decken diese mit einem Teller ab, der fest auf der Schüssel liegt und stellen sie ca. zwei bis drei Tage an einen dunklen Platz bei Raumtemperatur.

3
Stellen Sie die Milch jetzt etwa eine halbe Stunde lang in den auf 50 °C vorgeheizten Backofen. Auf diese Weise bildet sich der so genannte Bruch. Alternativ stellen Sie die Milch eine halbe Stunde lang auf die vorgewärmte, aber ausgeschaltete Herdplatte. Die Durchschnittstemperatur der Milch sollte während des Erwärmungsprozesses 35 °C, also etwa Körperwärme, betragen.

Wird die Mischung zu heiß, trocknet der Quark aus und wird bröselig.

4
Ein Mulltuch in kaltes Wasser tauchen, gut auswringen und in das Küchensieb legen.

5
Hängen Sie das Sieb über einen hohen Topf und schöpfen Sie die geronnene Milch hinein. Die Molke läuft in den Topf ab.

6
Die jeweils gegenüberliegenden Enden des Tuches verknoten, einen Kochlöffel unter den Knoten schieben und das Ganze über dem Topf aufhängen.

7
Nach etwa 2 Stunden ist die Molke ganz abgetropft. Zurück bleibt der frische Quark.

QUARK AUS PASTEURISIERTER MILCH

Wem Rohmilch oder Vorzugsmilch auf Dauer zu teuer ist, kann problemlos Quark aus pasteurisierter Milch herstellen. Dazu benötigen Sie Lab, das Sie im Käsefachhandel kaufen können. Flüssiges Lab sollten Sie nach Gebrauch immer sofort gut verschließen und an einem kühlen und dunklen Ort aufbewahren.

1

Erhitzen Sie die Milch im Topf bis zum Siedepunkt.

2

Füllen Sie die Milch in eine Schüssel und kühlen Sie sie anschließend im Eiswasserbad auf Zimmertemperatur (20–22 °C) ab.

3

Vermischen Sie die Sauermilch mit der Milch und fügen die in Wasser aufgelöste Labtablette oder das flüssige Lab hinzu.

4

Lassen Sie die Milch zugedeckt 10–12 Stunden bei Zimmertemperatur stehen.

5

Sobald die Milch fest ist, schneiden Sie mit einem Brotmesser in 2 Zentimeter Abstand kreuz und quer durch die gestockte Masse.

6

Wenden Sie mit einem Pfannenwender den Quarkbruch immer wieder um, so dass sich die Molke leichter absetzt.

7

Legen Sie ein großes Sieb mit einem feuchten Mulltuch aus und hängen Sie dieses über einen hohen Topf (s. o.). Die Quarkmasse in das Sieb abschütten und 8 Stunden abtropfen lassen.

8

Nach Belieben formen Sie kleinere Kugeln aus dem Quark, um ihn leichter verarbeiten zu können.

Sie brauchen:

1 l Milch
2 El Sauermilch
2 Tropfen flüssiges Lab oder ½ Labtablette
Eine Schüssel aus Steingut, Glas oder Porzellan mit einem Teller zum Verschließen
Eine große Schüssel mit Eiswasser
Ein Mulltuch (Stoffwindel) oder einen fertig gekauften Quarksack
Ein größeres Küchensieb
Einen Kochlöffel
Einen hohen Topf

Achtung!

Alle Schüsseln und Töpfe, die Sie zur Quarkherstellung verwenden, vorher mit kochendem Wasser ausspülen.

Alles über Joghurt

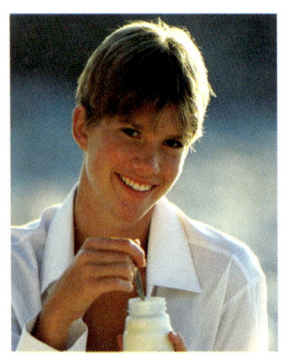

Ein schöner Teint mit Joghurt. Joghurt ist besonders reich an B-Vitaminen.

Joghurt ist mehr als eine praktische und leckere Zwischenmahlzeit. Als solche wird er oft gesehen und Sie finden in den Kühlregalen eine reiche Auswahl an wohlschmeckenden Joghurtzubereitungen. Für Naturjoghurt gibt es jedoch darüber hinaus vielerlei Anwendungsmöglichkeiten nicht nur in der Küche, sondern auch bei der Pflege Ihrer Gesundheit und Schönheit.

Ein langes Leben mit Joghurt

Dem ehemaligen Direktor des Pasteur-Instituts in Paris, Dr. Ilya Metschnikow (1845–1916), ist es zu verdanken, dass Joghurt hierzulande mittlerweile ebenso bekannt ist wie das Traditionsnahrungsmittel Quark. Im Verlauf seiner Forschungsarbeiten über die menschlichen Alterungsprozesse stieß er auf die Tatsache, dass viele Bulgaren bei guter Gesundheit ein Alter von 100 Jahren und mehr erreichen. Da Joghurt in Bulgarien ebenso wie in anderen Balkanländern zum Bestandteil der täglichen Nahrung gehört, schloss Metschnikow auf einen Zusammenhang und bekam Recht. Joghurt gilt ebenso wie Kefir als das Getränk der Hundertjährigen. Aufgrund seiner besonders ausgewogenen Nährstoffkombination hält er den Körper von Grund auf gesund, denn Joghurt ist die geeignete Mahlzeit für unseren Stoffwechsel schlechthin, leicht verdaulich und verträglich für jedermann vom Säugling bis ins hohe Alter.

Heute weiß man, dass nicht allein der tägliche Konsum von Joghurt dazu beiträgt, ein langes und gesundes Leben zu

Joghurt ist ein wichtiger Bestandteil einer gesunden Lebensweise. Seine Nährstoffe machen ihn so wertvoll.

führen. Die Balkanvölker ernähren sich seit jeher im Vergleich zu den Europäern ausgewogen und gerade bei den Bewohnern ländlicher Gegenden, die gerne aufgrund ihres hohen Alters als Musterbeispiele zitiert werden, kann man von einer bewegungs- und arbeitsreichen Lebensweise in einer recht schadstoffarmen Umgebung ausgehen. Joghurt als ergänzendes Grundnahrungsmittel trägt bei einer derartigen Lebensweise dazu bei, dass der Mensch bei guter Gesundheit ein hohes Alter erreichen kann.

Stäbchenförmige Bakterien, die Milchsäurebazillen, sorgen dafür, dass Joghurt so besonders wirkungsvoll für unsere Gesundheit ist.

Schuld sind die Bazillen

Bei seinen Forschungen und Analysen stieß Metschnikow auf stäbchenförmige Bakterien im Joghurt. Diese Milchsäurebazillen sorgen dafür, dass aus der gesäuerten Milch Joghurt mit all seinen wertvollen Bestandteilen entsteht. Erst ihr Wirken macht den Joghurt so besonders wirkungsvoll für unsere Gesundheit. Zu Ehren seines Herkunftslandes – obwohl man bis heute nicht weiß, wo und wann Joghurt das erste Mal entstand – nannte der Wissenschaftler seine Entdeckung Bacillus bul-

Die in Joghurt enthaltenen Milchsäurebakterien sind vor allem für die Regulierung der Darmflora des Menschen von größter Wichtigkeit.

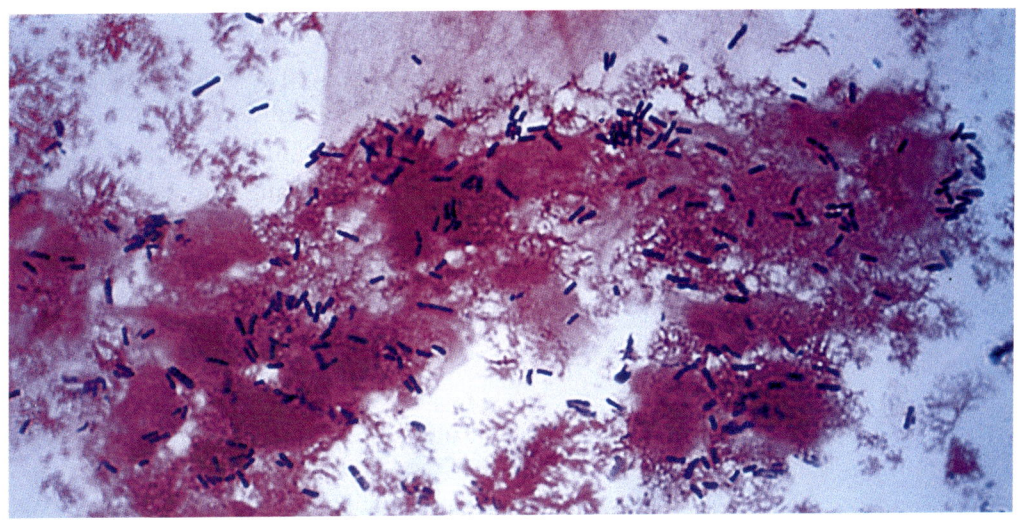

25

garicus. Wie alle anderen Sauermilchprodukte auch ist der Joghurt vielseitig einsetzbar, sei es als köstliche Zutat zur Vollwertküche, sei es als leicht verdauliches Heilmittel, das auch äußerlich zur Pflege und Behandlung verschiedener Beschwerden eingesetzt werden kann.

Geschichtliches und Geschichten zum Joghurt

Joghurt hat eine lange Tradition: Er verhalf Stammvater Abraham zu biblischem Alter und Homers Helden von Troja zu sagenhaftem Mut.

Bekannt ist der Joghurt wie auch der Quark seit Urzeiten. Erwähnung fand er nicht nur in einigen Klassikern der Weltliteratur, sondern auch in den Hochkulturen der Frühzeit und Antike. Ihre Zeugnisse sind Ausdruck der enormen Vielseitigkeit des Sauermilchprodukts. So bestätigt die Bibel dem Joghurt lobend, dem Stammvater Abraham ein wahrhaft biblisches Alter bei ungebrochener Manneskraft beschert zu haben. Nicht biblisch belegt, aber legendär ist die Kunde von dem Engel, der die erste Schale gefüllt mit der Götterspeise Joghurt hinunter zu den Menschen brachte. Auch der griechische Dichter Homer ließ den Joghurt in seinem Epos »Ilias« über den Fall von Troja als Heldenspeise nicht unerwähnt.

Götterspeise und Wundermittel

Im alten Indien hielten die gläubigen Buddhisten den Joghurt neben dem Honig für eine Speise der Götter, die für den Menschen unantastbar bleiben sollte. So versagten sich die Yogis den Wohltaten sämtlicher Sauermilcherzeugnisse bis auf das »dahi«, einer indischen Joghurtvariante. Für weniger strenggläubige Inder war Joghurt eher ein willkommenes Mittel gegen Katererscheinungen nach einer durchzechten Nacht.

Auch bei zerrütteten Nerven oder bei Schlaflosigkeit wurde bereits vor 2500 Jahren dem Joghurt eine heilende und ausgleichende Wirkung nachgesagt. In der traditionellen Heilkunst Indiens, dem Ayurveda, ist Joghurt fester Bestandteil der gesunden Ernährung und der kosmetischen Anwendungen auf der Haut. In der Moderne beschäftigte sich Mahatma Gandhi wieder ausführlicher mit dem Phänomen Joghurt. Er stand vor dem Problem, günstige Mittel und Wege zu finden, um die größtenteils arme Bevölkerung seines Landes zu ernähren. So befasste er sich mit den Vorzügen des nährstoffreichen Volksnahrungsmittels in seinem Werk »Diätreform«.

Heilmittel in Griechenland und im Römischen Reich

Doch zurück in die Antike. Auch dem Vater der Geschichtsschreibung, Herodot (5. Jh. v. Chr.), war das Joghurt eine Erwähnung in seinen »Historien« wert. Immerhin hatten sich schon in der Vergangenheit berühmte Ärzte mit dem Heil- und Nahrungsmittel befasst. Der neben Hippokrates bedeutendste Heiler der Antike, Galen (130–201 n. Chr.), hatte dem Joghurt einen festen Platz in seinem Heilmittel zugewiesen. So bescheinigt der Erfinder der Humoralpathologie, die bis heute die Grundlage jeglicher ärztlicher Praxis bildet, dem Sauermilchprodukt eine günstige Wirkung bei einem »gereizten und brennenden Magen«. Ein Jahrhundert vorher hatte bereits Dioskurides, Arzt und Verfasser eines Standardwerks der Arzneimittellehre, den Joghurt zur Behandlung der Leber, des Magens und des Blutes empfohlen.

Ob als Heilmittel, Wundermittel zur Schönheitspflege oder Speise der Götter – Joghurt fand bereits in der Antike große Beachtung.

Schönheitselixier im alten Persien

Für den römischen Schriftsteller und Naturforscher Plinius den Älteren (1. Jh. n. Chr.) galt Joghurt in der »Naturgeschichte« als göttliche Speise und als Wundermilch. Auf seinen ausgedehnten Reisen hatte er beobachtet, wie die persischen Frauen ihr Gesicht täglich mit Joghurt massierten, um ihre Haut so vor vorzeitiger Faltenbildung zu schützen. Im alten Persien

27

spielte das Joghurt auch im sozialen Leben eine wichtige Rolle. So wurde bei den Hochzeitsvereinbarungen der Wert einer heiratsfähigen Frau danach veranschlagt, wie viel Joghurt der Bräutigam von ihrer Mitgift kaufen konnte. Der persische Geschichtsschreiber Lengo berichtete im 13. Jahrhundert, dass ein ganzer Küchenbereich im Palast des Schah eigens für die Herstellung von Joghurt und anderen Sauermilchprodukten bestimmt war. 400 Jahre später bereiste der deutsche Arzt und Forscher Engelbart Kaempfer Persien. Den daheimgebliebenen Zeitgenossen berichtete er fasziniert von dem Wundermittel, das die Könige täglich zu sich nahmen.

Konservierungsmittel der Mongolen

Marco Polo machte den Joghurt in Europa bekannt. Dschingis Khan speiste seine Truppen mit Joghurt und Kaiser Franz I. wurde mit Joghurt von einem undefinierbaren Magenleiden geheilt.

Auch der Asienreisende Marco Polo brachte die Kunde vom Joghurt mit nach Hause. Er beschrieb ausführlich, wie die Mongolenvölker ihre Milch kochten und gerinnen ließen, um daraus anschließend Joghurt herzustellen. Von dem mongolischen Herrscher Dschingis Khan war auch bekannt, dass er seine Heerschar mit Joghurt versorgte. Es wurde aus der Milch der im Tross mitgeführten Yaks und Schafe hergestellt. Während er mit seinen Truppen auf Eroberungszug war, wurden die Fleischvorräte in der Zwischenzeit in Joghurt konserviert.

Die Milch des ewigen Lebens

Trotz all dieser äußerst günstigen Zeugnisse von Weltformat sollte sich das Joghurt in Westeuropa als Nahrungs- und Heilmittel erst zu Beginn der Neuzeit, im 16. Jahrhundert durchsetzen. Werbung für das Sauermilchprodukt machte dabei kein geringerer als Kaiser Franz I., Herrscher von Frankreich. Er lag mit einem undefinierbaren Magenleiden darnieder und man rechnete mit seinem baldigem Tod, da keiner der Hofmedikusse ihm mit den gängigen Arzneien helfen konnte. Ein Wunderheiler aus Konstantinopel, den man eilig herbeikommen ließ, bereitete ihm einen Joghurt aus Ziegenmilch und verordnete ihn ihm als Diät. Schon nach einigen Tagen konnte der Monarch sein Krankenlager wieder verlassen und die Regierungsgeschäfte wieder aufnehmen. Er verlieh seinem Lebensretter Joghurt den gloriosen Namen »Le lait de la vie eternelle« – die Milch des ewigen Lebens.

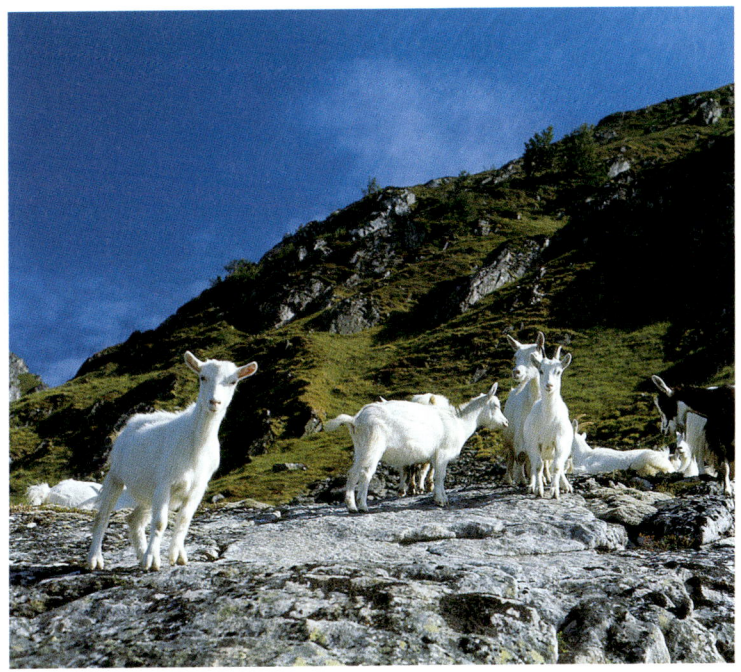

Wenn ein Mensch nicht genügend Laktase bildet, kann er von Milch Durchfall, Bauchkrämpfe und starke Blähungen bekommen. Um diese Laktoseintoleranz zu umgehen, sollte man stattdessen besser Ziegenmilchprodukte konsumieren.

Heimat des Joghurt: der Mittlere Osten

Bei all den Lobeshymnen über den wundertätigen Joghurt ist doch nicht klar, wo er das erste Mal hergestellt wurde und wer ihn erfunden hat. Verbürgt ist er seit alters her als das wichtigste Nahrungsmittel der Nomadenvölker in Südosteuropa und Vorderasien. Und auch in arabischen Ländern, in Afrika, Zentralasien und Südeuropa kennt und schätzt man den Joghurt seit Urzeiten.

Heute wird Joghurt mit ausgereifter Technologie in Großmolkereien produziert.

Den Ruf, die wahren Erfinder des Joghurt zu sein, beansprucht eines der Balkanvölker, bei denen ebenso wie in Bulgarien die hohe Lebenserwartung ihrer Bewohner sprichwörtlich ist. Auch in der Türkei ist der »Jau-urt« (deutsch: pikante Dickmilch) ein Volksnahrungsmittel, das gerne zu Gemüse und als Fleischersatz genossen wird. Anzunehmen ist, dass der Joghurt, wie die anderen Milchprodukte auch, vor Tausenden von Jahren hier oder an einem anderen Ort im Mittleren Osten als Zufallsprodukt entstand. Eine Schüssel Milch wurde bei warmer Witterung längere Zeit offen stehen gelassen. Während sie sauer wurde, machten sich die Milchsäurebakterien ans Werk, und einige Stunden später war die Milch dicklich und hatte einen leicht säuerlichen Geschmack.

Eine weitere Entstehungsgeschichte besagt, dass die Nomaden die Kuhmilch in Beuteln aus Schafsmagen transportiert haben. Bakterien und Hitze verwandelten die Milch in Joghurt.

Heutzutage im Zeitalter der Massenproduktion sorgt eine ausgereifte Technologie für die Herstellung eines immer gleich schmeckenden Produktes. Bei uns werden zur Herstellung nur frische Kuhmilch und Joghurtbakterien (Lactobacillus bulgaricus und Streptococcus thermophilus) verwendet. Dabei lässt sich frischer Joghurt ohne größeren Aufwand auch aus anderen Milchsorten selbst herstellen (siehe Seite 40).

Nährwert und heilsame Wirkung auf den Körper

In Deutschland wird Joghurt nur aus Kuhmilch hergestellt. In anderen Ländern, wie etwa in der Türkei oder Bulgarien, ist beispielsweise der Ziegenmilchjoghurt weiter verbreitet, in Arabien der Joghurt aus Schafsmilch – je nachdem, mit welchen Tieren Milchwirtschaft betrieben wird.

Joghurt ist ernährungsphysiologisch wesentlich wertvoller als die Milch, die seinen Grundstoff darstellt. Milch enthält verschiedene Bakterien, von denen einige günstige, andere ungünstige Eigenschaften haben. Krankheitserrreger und

Fäulnisbakterien können gemeinsam mit Fremdkeimen dafür sorgen, dass die Milch schnell sauer und bitter wird. Milchsäurebakterien hingegen säuern die Milch in einem langsam dauernden Prozess und machen sie so für begrenzte Zeit haltbar. Zusammen mit dem Milchzucker bewirken sie einen Gärungsprozess, durch den Milchsäure entsteht, die die Milch sauer und dicklich werden lässt.

Da Milch ein biologisches Produkt ist, ist das Gelingen des Säuerungsprozesses sehr von Umwelteinflüssen abhängig. So kann es passieren, dass sie an heißen Tagen besser gerinnt als in einem geheizten Raum zur Winterzeit. Wenn sich dann entsprechende Bakterien aus der Luft dazugesellen, kann das Sauermilchprodukt hinterher sehr unangenehm schmecken.

Milch ist kein steriles, sondern ein Naturprodukt. Auch das Wetter beeinflusst den Säuerungsprozess.

JOGHURT ALS HEILMITTEL VON INNEN

Joghurt als Grundbaustein der Ernährung ist angezeigt:

* Bei der Säuglingsernährung
* Für Kinder im Wachstum
* Zur Steigerung der Konzentrationsfähigkeit
* Zur Erhöhung der Vitalität
* Für gesunde Zähne
* Zur Regeneration der Darmflora (beispielsweise nach einer Behandlung mit Antibiotika, nach einer Durchfallerkrankung oder einer Lebensmittelvergiftung)
* Zur Verdauungsförderung
* Zur Stärkung des Immunsystems
* Zur Entwässerung des Körpers bei der erhöhten Neigung zu Wasseransammlungen
* Zur Senkung des Cholesterinspiegels
* Zur Vorbeugung von Arteriosklerose
* Bei Übergewicht
* Bei unreiner Haut

31

Die Vollmilch, die bei uns heute im Kühlregal zu kaufen ist, wird vorher kurzzeiterhitzt (pasteurisiert). Dadurch sollen Keime und ungünstige Bakterien abgetötet werden. Doch auch die wertvollen Milchsäurebakterien sterben während der Pasteurisation.

Da Joghurt hierzulande immer aus pasteurisierter Milch hergestellt wird, sind bestimmte Zusätze notwendig, um die Milch wieder zu reaktivieren. Gibt man in die pasteurisierte Milch Bakterienkulturen – üblich ist eine Mischung aus den Stämmen von Streptococcus thermophilus und Lactobacillus bulgaricus – entsteht das wertvolle Joghurt.

Die Bakterien im Joghurt

Die Bakterien entwicklen sich am besten in den Temperaturbereichen zwischen 35 °C und 45 °C. Sie erzeugen mithilfe des Milchzuckers Milchsäure und reichern das Joghurt so mit seinen wertvollen Nährstoffen an.

Milchsäurebakterien gedeihen am besten zwischen 35 °C und 45 °C. Sie erzeugen drei Arten von Milchsäure:
∗ DL-Laktat
∗ L(+)-Laktat
∗ D(-)-Laktat

In Joghurt lassen sich in der Regel drei Milchsäureformen nachweisen:
∗ DL-Laktat
∗ L(+)-Laktat (rechtsdrehende Milchsäure)
∗ D(-)-Laktat (linksdrehende Milchsäure)
Am besten lässt sich vom Körper die rechtsdrehende L(+)-Milchsäure aufnehmen. Eine andere Bezeichnung ist physiologische Milchsäure, da sie auch im menschlichen Organismus vorhanden ist.

Die linksdrehende Milchsäure hingegen lässt sich langsamer abbauen. Welche der Milchsäuren für die Joghurtherstellung gebildet wird, hängt von den zugesetzten Milchsäurebakterien, den so genannten Starterkulturen, ab.

Den höchsten Anteil an L(+)-Milchsäure haben qualitativ hochwertige Naturjoghurts. Um dies zu erreichen, lässt man bei ihrer Herstellung die Starterkulturen lange arbeiten.

So wirken die Milchsäurebakterien

✳ Aufgrund des Gärungsprozesses, den der Joghurt durch-läuft, enthält Joghurt deutlich weniger Zucker als das Aus-gangsprodukt Milch. Dieser Milchzucker hilft dabei, die ge-sunden Darmbakterien zu erhalten. Das ist besonders zur Verwertung der Ballaststoffe wichtig, die wir uns durch die Nahrung zuführen und zur Sicherstellung der Vitamin-K-Zufuhr. Milchzucker verwendet man traditionell als Abführ-mittel und bei Gicht.

✳ Den Milchzucker verwandeln die Bakterien in Milchsäure. Sie dient als Energiequelle für die Skelett- und Herzmuskula-tur, aktiviert die Atmungsintensität der Gewebe von Gehirn, Niere und Leber, entgiftet den Körper durch ihre verdauungs-fördernde Wirkung und ist entzündungshemmend.

✳ Die kleinen Mengen Alkohol und Kohlensäure, die während des Umwandlungsprozesses entstehen, stärken die Nerven des Darmtraktes und wirken anregend.

✳ Zudem wird der Joghurt durch die Milchsäurebakterien ge-wissermaßen vorverdaut und liegt so in einer für den Körper günstig verwertbaren Form vor. Im Vergleich zur Milch, bei der der Organismus bis zu vier Stunden benötigt, um den in ihr ent-haltenen Zucker aufzuspalten und dem Körper zugänglich zu machen, wird der Joghurt binnen einer Stunde zu 90 Prozent aufgenommen. Von dieser guten Verträglichkeit profitieren vor allem Kleinkinder und ältere Menschen mit einem unrei-fen oder schwachen Verdauungssystem.

✳ Das Fett im Joghurt liegt zum Teil als essenzielle, also lebensnotwendige Fettsäure vor. Lezithin beispielsweise wirkt positiv auf Gehirn und Nerven. Es ist sehr leicht bekömmlich.

✳ Die Milchsäurebakterien sind verantwortlich dafür, dass in Joghurt mehr Riboflavin und Niazin als in der Milch enthalten sind. Diese beiden Vitamine gehören zur B-Gruppe und sollten in unserer täglichen Nahrung vorhanden sein, um den Stoff-

Die Milchsäure-bakterien schließen das Milcheiweiß auf, das dadurch zu feinen Flocken gerinnt. Joghurt ist leichter verdaulich als Milch mit nicht aufgeschlossenem Eiweiß.

Milch und Joghurt enthalten zwar ähnliche Nährwerte. Aber der Körper kann die Vitamine des Joghurt besser verwerten.

wechsel und das Immunsystem zu unterstützen. Auch Folsäure ist im Joghurt enthalten. Dieses B-Vitamin ist wichtig zur Vorbeugung von Blutarmut, für die Zellteilung und um Nährstoffmängel im Körper zu verhindern.

✳ Insgesamt gesehen liegen alle Vitamine der Milch durch die Einwirkung der Bakterien im Joghurt in einer Form vor, die sie für den menschlichen Organismus aufnahmefähiger machen.

✳ Joghurt erleichtert die Aufnahme von wichtigen Mineralstoffen wie Kalzium und Phosphor, die notwendig sind für gesunde Knochen und Zähne.

NÄHRWERTE AUF EINEN BLICK

	Vollmilch-joghurt	Fettarmer Joghurt	Magermilch-joghurt	Trinkjoghurt aus Magermilch
	g	g	g	g
Fett	3,5	1,5	0,1	0,1
Eiweiß	3,3	3,4	3,4	3,2
Kohlenhydrate	4	4,1	4,2	10,9
	mg	mg	mg	mg
Natrium	50	50	50	50
Kalium	150	150	160	150
Kalzium	120	120	120	110
Phosphor	100	100	100	90
Eisen	0,05	0,05	0,05	0,05
Fluor	0,013	0,013	0,013	0,012
Vitamin A	0,06	0,03	–	–
Vitamin B_1	0,04	0,04	0,04	0,04
Vitamin B_2	0,17	0,17	0,18	0,18
Cholesterin	13	6	1	1

✳ Auch der biologische Wert des Milcheiweißes ist im Joghurt durch die Einwirkung der Bakterien erhöht. Diese Eiweißstoffe regen die Sekretion von Leber und Darm an. Als Eiweißlieferant kann Joghurt ohne weiteres Fisch- und Fleischmahlzeiten ersetzen, was besonders für Magenkranke von Vorteil ist, die ihren Stoffwechsel entlasten möchten.

✳ Durch seinen relativ hohen Milchsäuregehalt kann Joghurt sogar das Wachstum krankheitserregender Organismen aufhalten oder diese abtöten. Dazu gehören Bakterien, die auf einem Säurenährboden nicht lebens- und entwicklungsfähig sind, wie zum Beispiel Ruhrbakterien oder Salmonellen, die Darminfektionen verursachen. Die Joghurtbakterien bewirken eine schnelle Aufspaltung des Eiweißes und machen es damit leichter verdaulich. So wird eine Übersäuerung des Magen- und Darmtrakts verhindert.

✳ Joghurt wird säurehaltiger und herber, je älter er ist. Seinen Nährstoffgehalt behält er jedoch bei. Auch wenn das Haltbarkeitsdatum bei einem gekauften Joghurt schon abgelaufen ist, kann man ihn noch bedenkenlos zu sich nehmen. Der nützliche bakteriologische Wert verliert sich erst nach einem Monat.

✳ Joghurt als fester Bestandteil einer frischen und vollwertigen Ernährung garantiert, dass der Körper alle notwendigen Nährstoffe erhält.

Für wen Joghurt geeignet ist

Die Wirkung von Joghurt auf den menschlichen Organismus ist so mild, dass er ohne Bedenken Säuglingen und älteren Menschen empfohlen werden kann. Da das Eiweiß im Joghurt teilweise schon während der Herstellung aufgespalten wird, ist er sehr gut verdaulich und stellt für das unreife Verdauungssystem der Kleinen keine Belastung dar.

Auch für die ältere Generation ist Joghurt eine sehr wertvolle Nahrungsergänzung, die hilft verschiedenen Stoffwechsel-

Joghurt ist sehr gut verdaulich und auch für Säuglinge geeignet. Bei älteren Menschen hilft er Stoffwechselbeschwerden vorzubeugen.

beschwerden vorzubeugen. Älteren Menschen, die Verdauungsprobleme haben, fehlt Salzsäure im Magen. Diese ist wichtig zur Verdauung von Eiweißen und Vitamin C. Joghurt gleicht diesen Mangel aus. Aufgrund seiner leichten Verdaulichkeit wird Joghurt auch nach Operationen und während der Rekonvaleszenz empfohlen.

Antibiotika bekämpfen nicht nur Infektionen, sie zerstören auch lebenswichtige Mikroorganismen im Darm. Der Verzehr von Joghurt kann dieser negativen antibiotischen Wirkung entgegenwirken.

JOGHURT UND ANTIBIOTIKA

Bei einer medikamentösen Therapie, die Infektionen verursachende Bakterien durch Penizillin, Streptomyzin, Aureomyzin und Tetrazyklin abtöten soll, werden in den meisten Fällen die schädlichen Erreger vernichtet, mit ihnen jedoch auch immer nützliche Darmbakterien. Eine gesunde Darmflora, die aus diesen Bakterien besteht, ist die Grundbedingung für einen gut funktionierenden Stoffwechsel. Wird sie durch die Medikamente in Mitleidenschaft gezogen, so entstehen leichter schädliche Schwamm- und Schimmelpilze, die zuerst den Darm besiedeln und anschließend auch auf andere Organe übergreifen. Mit dem regelmäßigen Verzehr von Joghurt kann man die fehlenden gesunden Mikroorganismen innerhalb von 36–48 Stunden wiederherstellen. So kann ein Becher mit 250 Gramm Joghurt die schädliche antibiotische Wirkung von vierzehn Einheiten Penizillin mit Erfolg neutralisieren. Nach einer Antibiotika- oder Penizillintherapie empfiehlt es sich, einen Becher Bioghurt (250 Gramm) zu jeder Mahlzeit zu essen.

Bei Laktasemangel kann Joghurt eine nicht zu überbietende Alternative zu Milch und Quark sein. Sprechen Sie dies jedoch mit Ihrem behandelnden Arzt ab. Manche Menschen reagieren so empfindlich auf Laktose, dass selbst der geringe Gehalt im Joghurt Beschwerden auslösen kann. Auch Menschen mit Galaktokinasemangel sollten Joghurt von ihrem Speiseplan streichen. Fehlt das Enzym Galaktokinase im Körper, so können Milch und Milchprodukte nicht in Glukose umgewandelt werden. Trübungen der Augenlinse sind die Folge. Ebenso wie im Fall einer Laktoseintoleranz ist hier das Ausweichen auf Sojamilchprodukte ratsam.

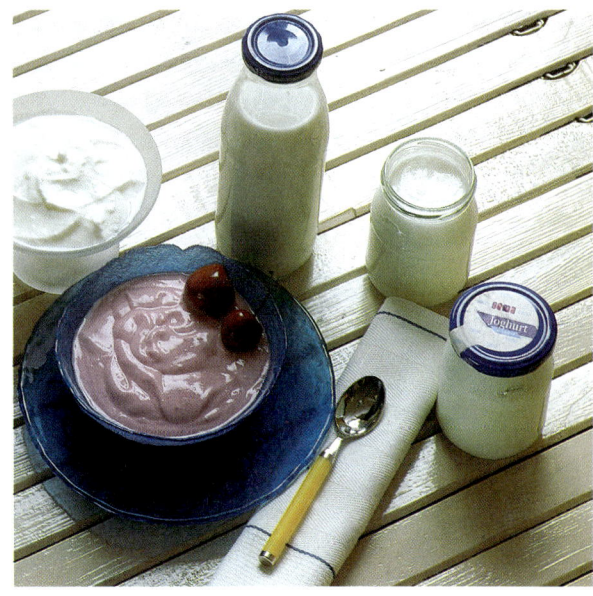

Schon Hippokrates hatte formuliert: »Lasst eure Heilmittel Nahrungsmittel sein und eure Nahrungsmittel Heilmittel.«

Kleine Warenkunde des Joghurt

✳ Vollmilchjoghurt hat 3,5 Prozent Fett, er ist stichfest, sahnig und schmeckt leicht säuerlich. Er enthält sämtliche Nährstoffe und Vitamine der Milch zuzüglich der Stoffe, die durch die Joghurtumwandlung hinzukommen. Sein Brennwert beträgt 65 kcal bzw. 273 kJ je 100 Gramm.

✳ Fettarmer Joghurt hat 1,5 Prozent Fett und schmeckt süßer als Vollmilchjoghurt. Sein Brennwert beträgt 48 kcal bzw. 199 kJ je 100 Gramm.

✳ Magermilchjoghurt hat die gleiche Konsistenz wie Vollmilchjoghurt und schmeckt süß. Auch die Eiweiß- und Mineralwerte sind gleich. Der Gehalt an den fettlöslichen Vitaminen A, D, E und K liegt etwas niedriger, da er fettreduziert ist. Sein Brennwert beträgt 35 kcal bzw. 146 kJ je 100 Gramm.

✳ Trinkjoghurt aus Magermilch ist eine erfrischende Getränkezwischenmahlzeit. Sein Brennwert beträgt 61 kcal bzw. 256 kJ je 100 Gramm.

Beachten Sie

Sollte der Deckel der Joghurtpackung gewölbt sein, so ist der Inhalt verdorben.

❋ Reformjoghurt ist feiner im Geschmack. Ihm ist der Lactobacillus acidophilus beigefügt, der die Milchsäurebildung hemmt. Die Nährstoffe werden langsamer umgewandelt und halten im Körper länger vor. Er ist gut geeignet als »Vorratsnahrung«, wenn man nur wenig Zeit zum Essen hat.

❋ Sahnejoghurt muss einen Mindestfettgehalt von 10 Prozent aufweisen. Sein Brennwert beträgt 124 kcal bzw. 520 kJ.

Zur Verwendung von Joghurt als inneres und äußeres Heilmittel kaufen Sie möglichst Naturjoghurt oder Bioghurt oder Sie stellen ihn selbst her (siehe Seite 40). Nur darin sind auch alle Nährstoffe und Bakterienkulturen enthalten.

Auf dem Becher sollte verzeichnet sein:

Neben Joghurt aus Kuhmilch sind bei uns auch Ziegenmilchprodukte und für Veganer Joghurtzubereitungen aus Sojamilch erhältlich.

❋ Hersteller

❋ Bezeichnung der Standardsorte (Vollmilchjoghurt o. Ä.)

❋ Fettgehalt

❋ Füllgewicht

❋ Zutatenliste (sofern es sich um Bindemittel, Früchte-, Gemüse- und Getreidezusätze, Aroma- und Konservierungsstoffe handelt)

Ein sehr wohlschmeckende Variante ist auch Ziegenmilchjoghurt, den Sie im griechischen oder türkischen Feinkosthandel erstehen können. Eine Alternative für Veganer und Milcheiweißallergiker ist Joghurt aus Sojamilch, den Sie selbst zubereiten können.

Die äußerliche Anwendung von Joghurt

Ebenso wie Quark kann man Joghurt auch äußerlich als Heilmittel anwenden. Besonders im alten Persien war er berühmt als für jeden Hauttyp verträgliches Pflegemittel, das vor vorzeitiger Hautalterung schützt, den Teint klärt und ihn gleichmäßiger macht. Ab Seite 118 finden Sie eine Reihe von sehr wirksamen Joghurtmasken und -packungen zur Reinigung und Pflege von Gesicht und Körper.

Joghurtauflagen sind ebenfalls angezeigt bei Hauterkrankugen, die mit Juckreiz einhergehen, denn sie wirken schmerzstillend und verleihen der Haut Feuchtigkeit. Die Joghurtauflage führen Sie ebenso durch wie die Quarkauflage (siehe Seite 60). Bei bestimmten Beschwerden, wie etwa Sonnenbrand, wird der Joghurt wie eine Creme auf die Haut aufgetragen.

Bei der äußerlichen ebenso wie bei der innerlichen Anwendung hilft Joghurt dem Körper dabei, ein saures Milieu beizubehalten. Dies ist nicht nur bei der Erhaltung und Regeneration des Säureschutzmantels der Außenhaut von Bedeutung, sondern auch bei der Gesunderhaltung der Schleimhäute. Joghurt ist daher ein altbekanntes Mittel zur Bekämpfung von Candida-Scheidenpilzen bei Frauen.

JOGHURTAUFLAGEN SIND ANGEZEIGT:

* Bei ungleichmäßigem Teint
* Zur Bleichung von Sommersprossen und Altersflecken
* Zur Befeuchtung der Haut
* Bei Sonnenbrand
* Bei Candida-Albicans (Scheidenpilz)

Für juckende oder trockene Haut ist Joghurt eine Wohltat. Bei Sonnenbrand beispielsweise wird Joghurt wie eine Hautcreme angewandt.

So stellen Sie Joghurt selbst her

Selbst Joghurt herzustellen macht nicht nur Spaß, sondern ist auch ziemlich einfach. Es braucht nur Sorgfalt, etwas Übung und ein wenig Experimentierfreude, bis Sie Ihre individuelle Joghurtmischung herausbekommen haben. Wenn Sie jedoch bei der Herstellung auf Sauberkeit achten, dürfte Ihnen recht schnell Erfolg beschieden sein. So sollten alle Schüsseln und Töpfe, mit denen der Joghurt während der Herstellung in Berührung kommt, vorher mit kochendem Wasser ausgespült werden, um ein Eindringen von schädlichen Bakterien zu vermeiden. Außerdem sollte der Topf, den Sie verwenden, auf keinen Fall aus Zink oder Aluminium oder aus einem anderen Metall bestehen, da sich dadurch in der Milch Rückstände bilden können.

SO STELLEN SIE JOGHURT SELBST HER

Sie brauchen:

1 Liter Rohmilch (vom Bauern oder aus dem Naturkostladen) oder pasteurisierte Vollmilch 150 g Bioghurt (aus dem Kühlregal im Supermarkt) Einen sauberen Topf aus rostfreiem Stahl, Glas oder Emaille Ein Thermometer Eine große Schüssel mit Eiswasser Eine Schüssel aus Steingut, Porzellan oder Glas mit einem gut schließenden Teller zum Abdecken Saubere Marmeladengläser o. Ä. zum Abfüllen

1
Spülen Sie den Topf mit kochend heißem Wasser aus.

2
Erhitzen Sie die Milch bis kurz vor dem Siedepunkt, um mögliche Keime auszuschalten (besonders wichtig bei Rohmilch).

3
Lassen Sie die Milch auf 46 °C abkühlen. Stellen Sie sie dazu in ein Wasserbad. Rühren Sie die Milch währenddessen um, so dass sich keine Haut bilden kann. Sollte sich trotzdem eine Haut gebildet haben, so nehmen Sie sie mit einem Holzlöffel ab. Prüfen Sie die Temperatur mit einem sauberen Thermometer. Ist die Milch weder zu heiß noch zu kalt, kann sie weiterverarbeitet werden.

4
Verrühren Sie den Bioghurt, bis er flüssig ist, und geben sie ihn gleichmäßig unter die Milch. Er sollte gut verteilt sein, jedoch nicht aufgeschlagen oder verquirlt werden. Je frischer der Starter ist, desto süßer wird der Joghurt und desto weniger Zeit benötigt er zum Bebrüten.

5
Geben Sie die Mischung in ein Gefäß aus Steingut, Porzellan oder Glas und halten Sie es für 3–6 Stunden konstant bei 40 °C. Stellen Sie es dazu mit

einem gut schließenden Porzellanteller zugedeckt in den Ofen oder auf die Heizung. Je gleichmäßiger die Temperatur bleibt, desto eher brütet das Joghurt die Bakterienkultur aus. Achten Sie darauf, dass das Joghurt während des Bebrütens nicht bewegt wird. Im Handel gibt es auch elektrische Joghurt- geräte, die man zum Bebrüten des Joghurts einsetzen kann.

6

Um festzustellen, ob Ihr Joghurt fertig ist, kippen Sie den Behälter vorsichtig zur Seite und prüfen so, ob der Joghurt schon angedickt ist. Wenn nicht, stellen Sie ihn wieder zurück und schauen später wieder nach. Lassen Sie ihn jedoch nicht zu lange brüten, denn er wird dann zähflüssig und herb mit einem höheren Gehalt an Milch- säuren und einem niedrigeren an lebenden nützlichen Bakterien.

7

Lassen Sie den frischen Joghurt abkühlen und einen Tag mit einem Teller zugedeckt im Kühlschrank ruhen. Hier dickt er noch nach. Sollte sich an der Oberfläche eine wässrige Schicht absetzen, so ist dies Molke. Gießen Sie sie ab. Sie lässt sich nicht mehr mit dem Joghurt ver- mischen und enthält keine wertvollen Stoffe.

8

Füllen Sie den Joghurt in kleiner Gläser um und behalten Sie eines davon zurück (150 g). Mit diesem können Sie anschließend wieder neuen Joghurt her- stellen. Kaufen Sie von Zeit zu Zeit einen frischen Joghurt, da die Milch- säurebakterien leicht degenerieren.

9

Verwenden Sie den Joghurt innerhalb einer Woche, denn dann ist der bakte- rielle Gehalt am höchsten.

Frischer Joghurt muss zugedeckt im Kühlschrank ruhen. Die Kühlung festigt seine Beschaffen- heit und verhindert, dass er sauer wird.

41

Alles über Buttermilch

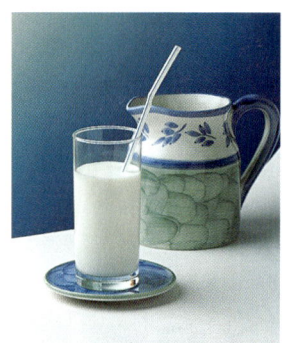

Selbst ausgesprochene Milchmuffel sind von der wohlschmeckenden Buttermilch begeistert. Sie ist vor allem in der wärmeren Jahreszeit ein gesunder und erfrischender Durstlöscher mit einem besonders reinen Geschmack. Außerdem enthält Buttermilch alle wichtigen Mineral- und Eiweißstoffe und kann deshalb durchaus als Alternative zur Kuhmilch genossen werden.

Buttermilch ist ein empfehlenswertes Stoffwechsel-stimulans und kann Übergewicht reduzieren.

Wie Buttermilch traditionell entsteht

Als Sauermilchprodukt hat die Buttermilch unter den anderen Erzeugnissen eine Sonderstellung inne: Sie wird nicht aus Milch hergestellt, sondern entsteht erst bei der Butterherstellung. Man geht heute davon aus, dass die Butter wie alle anderen Milchprodukte auch mit Beginn der Haltung von Milchvieh in die Küche der Menschen Einzug hielt. Die älteste erhaltene Darstellung des Butterns findet sich auf einem sumerischen Mosaik, das um 3000 v. Chr. entstand.

Buttermilch entsteht als »Abfallprodukt«, wenn aus Rahm Butter hergestellt wird.

Zur Butterbereitung ließ man früher die Milch in flachen Gefäßen, den so genannten Satten stehen, bis sich der Rahm abgesetzt hatte. Diesen schöpfte man ab, sammelte ihn und ließ ihn sauer werden. Anschließend stieß man ihn mit einem Stößer im Butterfass, bis das darin enthaltene Milchfett zusammengeballt war. Heute arbeiten Molkereien mit Zentrifugen und großen Buttermaschinen. Im Fachhandel gibt es auch kleinere mechanische Buttermaschinen mit einem Fassungsvermögen von einem bis fünf Liter Rahm, die man im Haushalt verwenden kann.

Beim mechanischen Schlagen des Rahms platzen die Fettkügelchen im Rahm auf. Milchfett fließt aus und schließt sich zu kleinen Butterkörnern zusammen. In die zurückgebliebenen Flüssigkeit gehen dabei das Milcheiweiß und wichtige Mineralien über. Dieses »Abfallprodukt«, die Buttermilch, gießt man ab, um es als Getränk oder als gut wirkendes Stimulans für einen trägen Stoffwechsel oder zur Hautpflege aufzubewahren. Wer heutzutage frische Buttermilch genießen möchte, muss sich an einen Bauern wenden, der die Butter noch von Hand herstellt.

Da dies nicht für jedermann möglich ist und die Herstellung der eigenen Butter und Buttermilch ein recht aufwendiges Verfahren darstellt, kann man sich ohne weiteres an das Angebot in Reformhäusern, Naturkostläden und Supermärkten halten. Will man von allen Nährstoffen und der heilenden Wirkung der Buttermilch profitieren, sollte man jedoch auf eine reine Buttermilch, die garantiert ohne Konservierungsstoffe und ohne Flüssigkeitszusätze hergestellt wurde, zurückgreifen. Lesen Sie daher genau die Angaben auf der Verpackung, bevor Sie sich für ein Produkt entscheiden.

Buttermilch selbst herzustellen lohnt sich nicht. Sie können stattdessen auf das Angebot in Reformhäusern, Naturkostläden oder Supermärkten zurückgreifen.

BUTTERMILCH ALS HEILMITTEL VON INNEN

Auf dem täglichen Speiseplan sollte Buttermilch stehen:

* Bei einem empfindlichen Magen
* Bei erhöhtem Cholesterinspiegel
* Bei Verstopfung
* Bei Vitaminmangel
* Zur Konzentrationsförderung
* Bei Übergewicht
* Zur Vorbeugung und Behandlung von Arteriosklerose
* Bei hohem Blutdruck

43

Nährwert und heilsame Wirkung auf den Körper

Buttermilch ist besonders gut für diätetische Zwecke geeignet. Ihr Fettgehalt liegt unter einem Prozent, womit sie zu den extrem kalorienarmen Nahrungsmitteln gehört. Außerdem enthält sie viel Eiweiß und eine Kombination aus Mineralien, die die Flüssigkeitsausscheidung des Körpers anregen. Sie ist daher sehr empfehlenswert als Unterstützung beim Abnehmen und wenn man sein Gewicht halten möchte.

Nährstoffzusammensetzung

Der Fettgehalt der Buttermilch liegt unter 1%. Sie ist somit extrem kalorienarm und eignet sich optimal für diätetische Zwecke.

Aufgrund ihrer günstigen Nährstoffzusammensetzung bei geringem Fettgehalt ist Buttermilch das ideale Milchgetränk bei Magen- und Darmkrankheiten, da sie den Stoffwechsel anregt und nicht belastet. Durch ihren hohen Gehalt an Kalzium, Phosphor und Lezithin ist sie eine gute Ergänzung des Speiseplans bei nervösen Schwäche- und Erschöpfungszuständen, zur Konzentrationsförderung und als Kräftigungsmittel während der Genesungszeit. Da sie nur geringe Mengen an Cholesterin aufweist, ist Buttermilch zudem die ideale Nahrungsergänzung bei einer cholesterinarmen und blutdrucksenkenden Ernährung.

NÄHRWERTE DER REINEN BUTTERMILCH (PRO 100 GRAMM)

Fett	0,6 g	Lezithin	35 mg
Eiweiß	3,2 g	Eisen	0,1 mg
Kohlenhydrate	3,5 g	Fluor	0,02 mg
Natrium	60 mg	Vitamin A	0,01 mg
Kalium	150 mg	Vitamin B_1	0,03 mg
Kalzium	110 mg	Vitamin B_2	0,16 mg
Phosphor	80 mg	Cholesterin	2 mg

Kleine Warenkunde der Buttermilch

＊ In handelsüblicher Buttermilch dürfen bis zu 10 Prozent Wasser oder bis zu 15
Prozent Magermilch enthalten sein.

＊ Reiner Buttermilch darf
keinerlei Flüssigkeit zugesetzt sein. Ihr Brennwert beträgt 36 kcal bzw. 149 kJ.

＊ Buttermilcherzeugnissen,
beispielsweise mit Frucht-
geschmack (64 kcal bzw.
269 kJ), darf neuerdings auch
Sahne zugesetzt sein.

＊ Buttermilch sollte immer
möglichst frisch genossen
werden, da sie schnell sauer
wird.

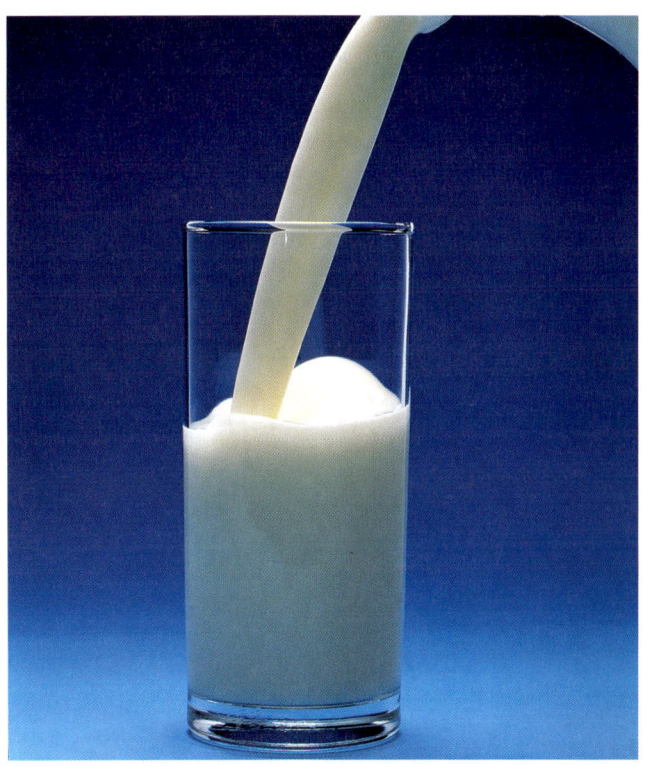

**Buttermilch ist
äußerlich sowie
innerlich ver-
wendbar und
ein ideales Haut-
pflegeprodukt.**

Die äußerliche Behandlung mit Buttermilch

Buttermilch verwendet man wie eine Lotion. Dazu gießen Sie
etwas Buttermilch in eine Porzellan- oder Glasschälchen und
tragen Sie mithilfe eines Wattebauschs in sanften Strichen vom
Dekolletee aufwärts bis hoch zur Stirne auf. Zehn Minuten einwirken lassen und mit lauwarmem Wasser abwaschen.

BUTTERMILCH IST ÄUSSERLICH ANZUWENDEN:

＊ Bei unreiner Haut
＊ Zur Erhaltung und Rege-
neration des natürlichen
Säureschutzmantels der
Haut
＊ Bei Sonnenbrand

Alles über Kefir

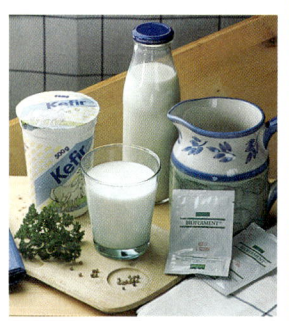

Ebenso wie der Joghurt ist der Kefir aus dem Osten zu uns gekommen, wo man Sauermilchprodukte seit jeher zu schätzen weiß. Der Begriff Kefir stammt zum einen aus dem Kaukasischen »kefy«, zu Deutsch »beste Qualität«, und dem türkischen »kef«, zu Deutsch »berauschend«. Kefir selbst kann mit »Wonnetrank« übersetzt werden.

Kefir können Sie auch einfach selbst herstellen.

Das Getränk der kaukasischen Gebirgsbewohner

Wie dem Joghurt, so sagt man auch dem Kefir eine lebensverlängernde Wirkung nach. Im Gegensatz zum wärmeliebenden Joghurt gedeiht er am besten zwischen 5 und 20 °C. Diese Temperatur herrscht bei den kaukasischen Gebirgsbewohnern in 1000 bis 2500 Metern Höhe. Über den Kaukasus verbreitete sich das Getränk über den gesamten Mittleren Osten. Hier stellte man Kefir allerdings aus Stutenmilch her. Diese Milch wird mit Kefirpilzen oder Kefirknollen angesetzt, die aus einer Verbindung von Milchsäurebakterien und Hefepilzen bestehen. Auf diese Weise gerinnt die Milch, und es kommt zu einem Gärungsprozess, währenddem Alkohol (durchschnittlicher Gehalt von 0,02 Volumenprozent) und Kohlensäure entsteht.

Kefir, der »Wundertrank«, wurde im Mittleren Osten ursprünglich aus Stutenmilch hergestellt. Er schmeckt säuerlich, spritzig und ist sehr erfrischend.

Geschichtliches und Geschichten zum Kefir

Seinen Ursprung hat der Kefir im Hochgebirge des Kaukasus, wo er auch heute noch das Getränk der Hundertjährigen genannt wird. Die Gebirgsbewohner verwendeten das Gärgetränk jedoch nicht nur als gesundes und nährstoffreiches Lebensmittel, sondern auch als wirksames Heilmittel gegen eine Reihe von Krankheiten. Die Herstellung des Kefirs lag lange Zeit im Dunkeln und hing mit dem tiefen Glauben der Gebirgsbewohner zusammen. Ängstlich hüteten sie das Geheimnis, und so wusste man lediglich von Reisenden, dass zur Kefirbereitung hirseähnliche Körner notwendig seien. Die Legende lautet, dass diese »Hirse des Propheten« ein Geschenk Mohammeds an die Rechtgläubigen war. Durch die Kraft, die in ihnen steckte, sollten sie die gläubigen Moslems auf dem Weg des rechten Glaubens halten. Erschwerend kam hinzu, dass die Gebirgsbewohner davon überzeugt waren, dass das Getränk seine Heilkraft sofort einbüßen würde, sobald sie das Geheimnis um die Zubereitung des Kefirs preisgeben würden und die Körner in die Hände von Ungläubigen fielen.

Die Gebirgsbewohner hüteten lange Zeit ängstlich das Geheimnis der Kefirbereitung.

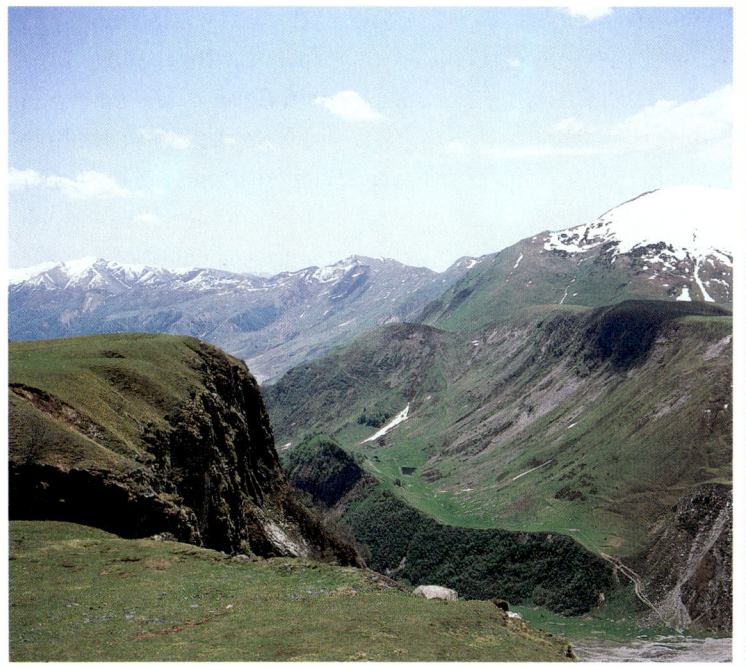

Die Mehrheit der Asiaten verabscheuen Milchprodukte, die Europäer hingegen gehören zu den Hauptverbrauchern dieses Produktes.

So war Kefir lange Zeit ein legendäres und geheimnisumwobenes Heilgetränk, auf das auch Marco Polo aufmerksam wurde. Er schrieb über die Tartaren, welche Stutenmilch tränken, die sie gut zuzubereiten wüssten. Denn diese Milch hätte nicht nur die Eigenschaften, sondern auch den Wohlgeschmack des weißen Weines. Auch bei Beduinenvölkern war ein kefirähnliches Getränk bekannt, das sie aus Kamelmilch herstellten und das nach Branntwein schmeckte.

Das Geheimnis wird enthüllt

Nicht immer wurde so viel Kefir oder Joghurt gegessen wie heute. Noch Anfang dieses Jahrhunderts wurden sie hauptsächlich auf ärztlichen Rat hin verzehrt.

Erst im 19. Jahrhundert gelang es einem Westeuropäer im Kaukasus die Zubereitung des Kefirs zu erlernen. Er brachte einige der »Hirsekörner des Propheten« mit, die trotz ihres Kontakts mit einem Ungläubigen ihre Heilkraft nicht eingebüßt hatten. Dr. Eduard Kern gelang es schließlich, diese zu vermehren und aus heimischer Kuhmilch Kefir herzustellen. So kam es, dass das Geheimnis um den Kefir in Deutschland das erste Mal im Jahre 1882 in einer naturwissenschaftlichen Zeitschrift gelüftet wurde. Der kaukasische »Wonnetrank« erlangte sehr schnell große Beliebtheit. Man konnte Vorträge zum Thema Kefir hören, er zog in manche Küche ein, wo man ihn für den heimischen Gebrauch zubereitete, und man verwendete ihn als Nahrungs- und Heilmittel in Krankenhäusern und Pflegeheimen.

Nährwert und heilsame Wirkung auf den Körper

Kefir ist bei uns nicht nur wegen seines erfrischenden und durstlöschenden Geschmacks so beliebt, sondern auch aufgrund seiner verschiedenen Heilwirkungen. Innerlich angewendet unterstützt Kefir als Heilmittel eine ganze Reihe von Diäten und Kuren.

Der Kefirpilz

Lebende Kefirpilze sind kleine blumenkohlähnliche Gebilde. Das Innere gesunder Kefirpilze ist von zäh-elastischer bis fester Beschaffenheit. Kefirpilze leben in Milch und ernähren sich von dem darin enthaltenen Milchzucker, der Laktose. Dabei können sie bei einer Zimmertemperatur bis maximal auf Faustgröße heranwachsen. Grundbedingung für ein gesundes Wachstum ist ausreichend Milch als Nährlösung und dass das Behältnis, in welchem der Kefir gärt, währenddessen nicht von der Stelle bewegt wird. Nach 24 Stunden kann man den fertigen Kefir abseihen. Sind die Lebensbedingungen für den Kefirpilz optimal, so kann er sich teilen und es entstehen mehrere selbständig lebende Kefirpilze.

Der Kefirpilz besteht aus hefepilzartigen Organismen und verschiedenen Arten von Milchsäurebakterien, die in symbiotischer Lebensgemeinschaft miteinander verbunden sind. Diese Pilzkulturen sind sehr empfindlich. Schon bei der Berührung mit schädlichen Bakterien aus der Luft gehen sie ein. Bei Temperaturen über 20 °C werden sie außerdem schleimig und verlieren nach und nach ihre Fähigkeit, sich zu teilen. Was jedoch noch schwerer wiegt, ist die Tatsache, dass der Kefirpilz hierzulande nicht käuflich ist. Wer also nicht zufällig Freunde oder Bekannte hat, die bereits mit der Kefirherstellung vertraut und bereit sind, einen Pilz abzugeben, muss sich entweder mit handelsüblichen Fertigprodukten zufriedengeben oder auf gefriergetrocknetes Kefirferment zurückgreifen, das sehr einfach in der Handhabung ist.

Die blumenkohlähnlichen Kefirpilze können in ausreichend Nährlösung (Milch) bis auf Faustgröße heranwachsen. Allerdings sind die Pilzkulturen sehr empfindlich, die Berührung mit Bakterien aus der Luft vertragen sie nicht.

So wirkt Kefir

✳ Aufgrund seiner besonderen Nährstoffzusammensetzung ist Kefir ebenso wie Joghurt ein besonders leicht verdauliches Nahrungsmittel. Dies ist bedingt durch eine Art Vorverdauung der Milch durch den Kefirpilz.

Er lässt das Kasein, den wichtigsten Eiweißbestandteil der Milch, in sehr feinen Flocken gerinnen. So können die Verdauungssäfte im Magen-Darm-Kanal das Eiweiß an einer größeren Oberfläche angreifen und rasch aufspalten, was dem Verdauungstrakt eine Menge der geforderten Stoffwechselarbeit abnimmt.

Kefir enthält geringe Spuren von Alkohol, jedoch so wenig, dass der Genuss von Kefir auch für Babys und Alkoholkranke ungefährlich ist.

✳ Die geringen Spuren von Alkohol wirken tonisierend auf die Darmnerven. Die Alkoholmengen sind im Durchschnitt so gering (0,0075 Volumenprozent), so dass der Verzehr selbst für Babys und Alkoholkranke ungefährlich ist. Sie beeinflussen allerdings ebenso wie die Kohlensäure, die durch das Werk der vitalen Kefirpilze entsteht, den Geschmack des Kefirs ganz wesentlich.

✳ Aus diesem Grunde vertragen auch Menschen mit einem schwachen oder unreifen Verdauungssystem Kefir sehr gut. Säuglinge und Kinder, deren Stoffwechsel die Nahrung nur mangelhaft umwandelt und die daher nicht gut zunehmen, sprechen auf eine Kefirkur in der Regel recht gut an. Auch bei Verdauungsstörungen von Kleinkindern hat Kefir eine sehr gute Wirkung gezeigt.

KEFIR ALS HEILMITTEL VON INNEN

Kefir sollten Sie am besten kurmäßig einnehmen. Trinken Sie über den Tag verteilt vor den Mahlzeiten ein Glas (0,25 l) Kefir aus Vollmilch- oder – wenn Sie zusätzlich entschlacken möchten – fettarmen Kefir:

✳ Bei einem empfindlichen Magen

✳ Als Stärkungsmittel

✳ Zur Vorbeugung von Durchfall

✳ Bei Verstopfung auch bei Säuglingen und Kleinkindern

✳ Bei einer Darmentzündung

✳ Bei Übergewicht

✳ Zur Entschlackung

✳ Das Sauermilchprodukt dient als Stärkungsmittel bei Rekonvaleszenten ebenso wie bei Menschen, die an Blutarmut leiden oder eine schwächliche Körperkonstitution haben. In seinem Ursprungsland dient Kefir gelegentlich auch als Ersatz für Muttermilch.

✳ Bei Darmträgheit und Verstopfung hat Kefir eine vorzügliche verdauungsfördernde Wirkung. Je saurer er ist und je mehr Milchsäure er enthält, desto besser ist seine abführende Wirkung. Auch bei Darmentzündungen erweist sich Kefir als nützlich und schmerzlindernd. Dies rührt aus seinen antibiotischen Eigenschaften gegenüber einer ganzen Reihe gesundheitsschädlicher Bakterien.

Auch Kefir ist ein natürliches Antibiotikum und hilft besonders gegen Darmprobleme. Er regt die Verdauung an und hilft bei Entzündungen.

Wissenschaftliche Untersuchungen haben bewiesen, dass die Lebensfähigkeit von Salmonellen und von verschiedenen Tuberkelbakterienstämmen im Kefir nur wenige Stunden beträgt.

Diese hemmende Wirkung auf die Ausbreitung bestimmter Krankheitskeime ist allein durch den Milchsäuregehalt zu erklären. So gibt es bei Tuberkulose auch bestimmte Kefirkuren, die die Therapie unterstützen können.

✳ Durch seinen günstigen Einfluss auf die Darmflora wirkt er vorbeugend gegen Durchfall. Da Kefir das Faulen von Ballaststoffen im Darm verhindert, wird er auch erfolgreich zur Behandlung einer schlechten Verdauung eingesetzt, die sich in fauligem Stuhl äußern kann.

✳ Ebenso wie die fettarme Buttermilch eignet sich aus Magermilch hergestellter Kefir für Entschlackungskuren und sorgt dafür, dass überflüssige Pfunde verschwinden.

Kleine Warenkunde des Kefirs

✳ Handelsüblicher Vollmilchkefir enthält in der Regel 3,5 Prozent Fett und hat einen Brennwert von 65 kcal bzw. 273 kJ je 100 Gramm.

NÄHRWERTE AUF EINEN BLICK		
	Vollmilchkefir	fettarmer Kefir (pro 100 g)
	g	g
Fett (g)	3,5	1,5
Eiweiß	3,3	3,4
Kohlenhydrate	4	4,1
	mg	mg
Natrium (mg)	50	60
Kalium	150	150
Kalzium	120	110
Phosphor	100	80
Eisen	0,05	0,05
Fluor	0,013	0,013
Vitamin A	0,06	0,03
Vitamin B_1	0,04	0,04
Vitamin B_2	0,17	0,17
Cholesterin	13	6

Die Kefirpilze verwandeln den Milchzucker in Milchsäure, Alkohol und Kohlensäure.

* Fettarmer Kefir hat 1,5 Prozent Fett; sein Brennwert beträgt 48 kcal bzw. 199 kJ je 100 Gramm.

* Sahnekefir enthält 10 Prozent Fett und hat einen Brennwert von 127 kcal bzw. 530 kJ je 100 Gramm.

Zur Behandlung mit Kefir sollten Sie auf Vollmilchkefir von Bioqualität zurückgreifen, um günstige Behandlungserfolge zu erzielen.

Die Hefepilze sorgen auch nach der Verpackung des Kefirs für Kohlensäurebildung. Daher ist der Deckel von Becherprodukten meist gewölbt. Im Gegensatz zum Joghurt ist dies jedoch kein Zeichen von Verderblichkeit, sondern von Güte.

So machen Sie Kefir selbst

Am einfachsten ist die Kefirherstellung mithilfe von Kefirferment. Dieses ist im Reformhaus erhältlich. Die Zubereitung entspricht in weiten Zügen der des Joghurts. So gilt auch hier: Alle Schüsseln und Töpfe, mit denen der Kefir während der Herstellung in Berührung kommt, sollten vorher mit kochendem Wasser ausgespült werden, um ein Eindringen von schädlichen Bakterien aus der Luft zu vermeiden; auch gilt: Verwenden Sie auf keinen Fall einen Topf aus Zink, Aluminium oder aus einem anderen Metall, da sich dadurch in der Milch Rückstände bilden können.

1

Erhitzen Sie die Milch in dem Topf (aus Stahl, Glas oder Emaille) bis kurz vor dem Siedepunkt.

2

Füllen Sie die Milch in eine Schüssel um und stellen Sie diese in ein eiskaltes Wasserbad, um sie auf Zimmertemperatur (bis zu 20 °C) abzukühlen.

3

Rühren Sie das Kefirferment ein, bis es gleichmäßig verteilt ist, ohne die Milch dabei zu quirlen oder aufzuschlagen.

4

Verschließen Sie die Schüssel mit einem Teller und stellen Sie sie an einen ruhigen Ort, um sie 24 Stunden lang reifen zu lassen.

5

Den fertigen Kefir bewahren Sie im Kühlschrank auf.

6

Wenn Sie weiteren Kefir zubereiten möchten, nehmen Sie 3–4 Esslöffel pro 1 Liter Milch von dem fertigen Kefir ab. Dies können Sie etwa zehnmal wiederholen, bis Sie wieder frisches Ferment benötigen.

Sie brauchen:

1 l pasteurisierte Vollmilch
1 Beutel oder 1 TL Kefirferment
Einen sauberen Topf aus rostfreiem Stahl, Glas oder Emaille
Ein Thermometer
Eine große Schüssel mit Eiswasser
Eine Schüssel aus Steingut, Porzellan oder Glas mit einem gut schließenden Teller zum Abdecken

Heilen mit Sauermilchprodukten

Kein geringerer als Sebastian Kneipp integrierte die Behandlungen mit Sauermilchprodukten in seine Kuren. Als Bestandteile einer einfachen und ausgewogenen Lebensweise können sie Garanten für ein langes und gesundes Leben sein.

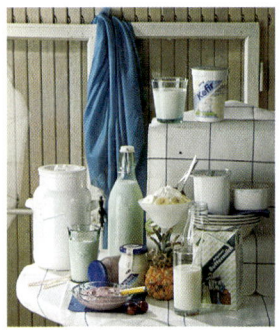

Sauermilchprodukte sind ein Bestandteil vieler Kneipp-Anwendungen.

Einfache Anwendung und gute Verträglichkeit

Das Wirkungsspektrum von Quark, Joghurt, Buttermilch und Kefir ist erstaunlich groß und umfasst eine Reihe von Alltagsbeschwerden der Atemwege, des Bewegungsapparates, der Haut aber auch Kinderkrankheiten und Frauenleiden. Es gibt bis auf die erwähnten Einschränkungen keinerlei unangenehme Nebenwirkungen, und sie sind innerlich wie äußerlich angewandt gut verträglich. Alle Behandlungsempfehlungen sind recht einfach selbst durchzuführen und gerade bei den unten aufgeführten Beschwerden tritt mit ihrer Hilfe – und mit der Unterstützung des Patienten – schon nach wenigen Tagen eine Besserung ein. Die Grenze für eine Selbstbehandlung liegt bei drei Tagen: Hat sich nach dieser Zeit die Beschwerde oder die Krankheit nicht gebessert oder sogar verschlechtert, so sollte unbedingt ein Arzt hinzugezogen werden.

Faustregel für die Selbstbehandlung mit Naturheilmitteln: Zeigt sich nach drei Tagen keine Wirkung, ist ein Arzt zu konsultieren.

Im Folgenden finden Sie eine Reihe von häufig auftretenden Beschwerden und Krankheiten. Zur Erleichterung der Selbstdiagnose sind die Beschwerdebilder ausführlich beschrieben. Sollten Sie sich dennoch nicht ganz sicher sein, ziehen Sie auch hier zur Sicherheit einen Arzt hinzu.

Arteriosklerose

Eine Arterienverkalkung äußert sich in Krämpfen und Schmerzen der Beinmuskeln beim Gehen. Eine Zerebralsklerose zeigt sich durch ein nachlassendes Kurzzeitgedächtnis, bei einer Verkalkung der Herzkranzgefäße hingegen treten Schmerzen in der Brust auf.

Eine Verkalkung der Blutgefäße entsteht durch Fett- und Kalkablagerungen an den Gefäßinnenwänden. Ursache dafür kann die natürliche Abnutzung sowie andauernder Stress sein. In erster Linie tragen jedoch erhöhte Cholesterinwerte zur Verfettung der Blutgefäße bei. Arteriosklerose kann die Vorstufe zu ernsthaften Herzbeschwerden sein, weshalb man sich auf jeden Fall in die Behandlung eines Arztes begeben sollte.

Ernährungsempfehlung

Unterstützend wirkt eine Senkung der Cholesterinzufuhr durch Buttermilch oder Magermilchjoghurt auf dem täglichen Speiseplan. Lesen Sie hierzu bitte auf Seite 63 nach (siehe »Cholesterinspiegel, erhöhter«).

Bei beginnender Verkalkung der Blutgefäße sollten Sie unbedingt die Cholesterinzufuhr senken. Nehmen Sie täglich Buttermilch und Magermilchjoghurt zu sich.

Um Herzerkrankungen vorzubeugen, ist es wichtig, bereits im Kindesalter für ausgewogene Ernährung und genügend körperliche Betätigung zu sorgen. Fastfood sollte vermieden werden.

Arthritis

Typisch für eine Arthritis sind Verdickungen, Knoten und schließlich Deformierungen der Gelenke. Sie gehört zu den rheumatoiden Erkrankungen und äußert sich in Gelenkschmerzen und Gelenkschwellungen. Häufig davon betroffen sind die Knie, Sprung- und Zehengrundgelenke sowie die Mittel- und Grundgelenke der Finger und die Handgelenke. Bei einer rheumatoiden Arthritis liegt eine Fehlorientiereung des Immunsystems vor. Der Körper wendet sich gegen sich selbst, anstatt die Beschwerde zu bekämpfen. Dabei richtet sich die Abwehr nicht nur gegen krankheitserregende Keime, die sich im Gelenk einnisten, sondern auch gegen die gesunden Zellen der Gelenkinnenhaut. Dies führt zu schmerzhaften Entzündungen und Wucherungen.

Sie brauchen:

*500 g gekühlten Speisequark
Mehrere frische Leinen- oder Baumwolltücher
Ein oder zwei Woll- oder Flanelltücher*

KALTER QUARKWICKEL

1
Streichen Sie den Quark messerrückendick auf ein Leinentuch und legen Sie dieses mit der Quarkseite nach unten auf die schmerzenden Gliedmaßen. Oder Sie klopfen den Quark auf einem Holzbrett platt und legen ihn auf.

2
Wickeln Sie darüber ein trockenes Leinen- oder Baumwolltuch und zum

Abschluss ein Woll- oder Flanelltuch.

3
Bewegen Sie sich während der Einwirkzeit nicht und sitzen oder liegen Sie bequem. Es dauert etwa 1 Stunde, bis der Quark angetrocknet ist.

4
Danach spülen Sie den Quark gründlich mit lauwarmem Wasser ab.

Ursachen für eine Arthritis sind Infektionen, Veranlagung, Übergewicht und seelische Komponenten wie ein starker Hang zur Aufopferung.

Arthritis sollte vom Arzt behandelt werden. Die Behandlung mit Quark wirkt unterstützend zu seiner Therapie, schmerzlindernd und entzündungshemmend.

Arthrose

Von einer Arthrose sind in erster Linie Knie- und Hüftgelenke betroffen. Man hat das Gefühl, das Gelenk würde am Knochen reiben. Es spannt und knirscht bei der Bewegung. Verschlimmert sich die Arthrose, so kommen Schmerzen bei jeder Bewegung hinzu, die Gelenke schwellen an. Zu Beginn einer Bewegung und danach sind die Schmerzen besonders stark und können sich bis ins Unerträgliche steigern. Gehen, Treppensteigen und das Tragen von Lasten fallen den Betroffenen schwer. Spätfolgen einer Arthrose können Gelenkverformungen und Rückenverspannungen sein, da man versucht, die Bewegungseinschränkung durch die Wirbelsäule wettzumachen.

Diese typische Abnutzungs- oder Verschleißerscheinung tritt dann auf, wenn über lange Zeit die Belastung der Gelenke größer war als ihre Belastbarkeit, z. B. bei Leistungssportlern.

Die Ursachen für eine Arthrose gleichen denen einer Arthritis. Zusätzlich spielen Verschleißerscheinungen durch das Alter oder Überbeanspruchung durch Schwerarbeit eine entscheidende Rolle.

Ernährungsempfehlung

Wer an Arthrose leidet, hat einen erhöhten Bedarf an Kalzium, Vitamin E und den Vitaminen der B-Gruppe. Insofern sind Quark, Joghurt und Buttermilch die ideale Ernährungsergänzung auf dem täglichen Speiseplan. Essen Sie morgens entweder ein Birchermüsli oder einen Joghurt mit Früchten oder mit Leinsamen und Kleie. Außerdem sollten Sie täglich ein Glas Buttermilch oder Kefir als Zwischenmahlzeit trinken.

Asthma

Zum Formenkreis der allergischen und psychosomatisch verursachten Erkrankungen gehört Asthma. Wird der Betroffene mit einem allergieauslösenden Stoff konfrontiert, wie beispielsweise Tierhaare, so kann dies einen Asthmaanfall auslösen. Dabei kommt es zu einer krampfhaften Verengung der Bronchien. Auch aggressive chemische Substanzen können zu Asthma führen. Manchmal löst körperliche Anstrengung – in Verbindung mit Kälte – einen Anfall aus.

Bronchialasthma wird hervorgerufen durch eine Verengung der feineren Luftröhrenäste und eine Schwellung der Schleimhaut. Kurzatmigkeit und Atemnot sind die Folgen.

Bronchialasthma ist gekennzeichnet durch Kurzatmigkeit, Hustenanfälle, pfeifendes Atemgeräusch, rasches Atemholen und langes Ausatmen sowie von Atemnot, die anfallartig auftritt.

Die Veranlagung zu Asthma kann vererbt sein, sie kann aufgrund einer Überempfindlichkeit gegen bestimmte Stoffe (Tierhaare, Pollen u.a.) auftreten und psychosomatisch bedingt sein. Ein Allergiker reagiert auf den allergenen Stoff immer mit einer übermäßigen Abwehrreaktion. Diese Reaktion kann unter Umständen lebensbedrohlich verlaufen, wenn es nicht gelingt, den Krampf beispielsweise mithilfe eines Medikaments zu lösen. Oft leiden Betroffene in den frühen Morgenstunden an Anfällen. Ein warmer Quarkwickel vor dem Schlafengehen wirkt beruhigend und reizlindernd. Sie können ihn täglich anwenden.

Kalziumreiche Ernährung

Manche allergischen Reaktionen können mit Kalzium wirkungsvoll verringert werden. Bei vielen Allergikern hilft Kalzium bei der Desensibilisierung gegen die anfallsauslösenden Allergene. Aufgrund seines hohen Kalziumgehalts ist daher Joghurt eine wertvolle Ernährungsergänzung. Sprechen Sie die Behandlung mit kalziumhaltigen Nahrungsmitteln mit Ihrem Arzt ab.

WARMER QUARKWICKEL

Sie brauchen:

1

Streichen Sie den Quark etwa messerrückendick auf ein Leinentuch.

2

Legen Sie dieses mit der Quarkseite nach unten über die Bronchien.

3

Wickeln Sie darüber ein trockenes Leinen- oder Baumwolltuch und darum

zum Abschluss ein Woll- oder Flanelltuch. Dieses soll den Oberkörper gut umschließen. Befestigen Sie die Enden der Tücher immer über der Brust, damit diese beim Liegen keine Druckstellen auf dem Rücken verursachen.

4

Morgens spülen Sie den Quark gründlich mit lauwarmem Wasser ab.

200 g zimmer-
warmen Speisequark
Zwei frische
Leinen- oder
Baumwolltücher
Ein großes Woll- oder
Flanelltuch

Wenden Sie den
warmen Quark-
wickel abends vor
dem Schlafen-
gehen an.

Augenentzündung

Als Augenentzündungen bezeichnet man gemeinhin die Bindehaut- oder die Lidrandentzündung. Charakteristisch für das erste Beschwerdebild ist eine Rötung beider Augen, die müde und überanstrengt wirken. Die Sehstärke ist eingeschränkt; hinzu kommen häufig Tränenfluss, Augenbrennen sowie das Gefühl, einen Fremdkörper im Auge zu haben. Eine Bindehautentzündung kann bisweilen auch mit Schmerzen, Lichtempfindlichkeit und angeschwollenen Schleimhäuten einhergehen. Kommt es zu Fieberschüben und einem Schwächegefühl, kann eine infektiöse Bindehautentzündung vorliegen. Sie ist virusbedingt und im Gegensatz zur einfachen Bindehautentzündung ist in der Regel nur ein Auge betroffen. Die virusbedingte Bindehautentzündung können Sie nicht selbst behandeln. Sie gehört in jedem Fall in die Hand eines Arztes.

Zugluft und Allergien auslösende Reizstoffe, wie etwa der Pollenflug bei Heuschnupfen, sind in der Regel die Ursachen für eine Bindehautentzündung. Zu einer Lidrandentzündung kommt es durch Überanstrengung der Augen durch langes Lesen, Arbeiten am Bildschirm, Autofahren über lange Strecken. Aber auch Luftverunreinigungen und hormonelle Störungen können Ursachen sein.

KÜHLE QUARKAUFLAGE

Sie brauchen:

100 g Magerquark aus dem Kühlschrank Ein frisches Leinentuch

1

Klopfen Sie den Quark auf einem Holzbrett platt.

2

Tauchen Sie das Leinentuch in kaltes Wasser und wringen Sie es aus, bis es fast trocken ist.

Es dauert mindestens ½ Stunde, bis der Quark eingetrocknet ist; so lange sollten Sie ruhig liegen bleiben.

3

Legen Sie den flach geklopften Quark auf die geschlossenen Augen und drücken Sie ihn am Rand leicht fest. Darüber legen Sie das Leinentuch,

das Sie ebenfalls festdrücken.

4

Bleiben Sie etwa eine halbe Stunde lang liegen (Wecker stellen) oder lassen Sie die Auflage so lange einwirken, bis der Quark eingetrocknet ist.

5

Die Auflage sollten Sie dreimal täglich durchführen. Sie wirkt entzündungshemmend und schmerzlindernd.

Augenentzündungen kann man zunächst ohne weiteres selbst behandeln. Dauern jedoch die Beschwerdesymptome nach Beginn der Therapie länger als zwei Tage an, sollten sie sich verstärken oder Schmerzen auftreten, so muss ein Arzt konsultiert werden. Ist die Augenentzündung allergisch bedingt, so kann der Arzt mittels eines Allergietests feststellen, welcher Stoff der Auslöser ist. Eine kühle Quarkauflage kann unterstützend zur ärztlichen Therapie angewandt werden.

Blasenentzündung

Am plötzlich zunehmenden Harndrang, obwohl man eigentlich nur wenig Urin abzugeben hat, und am beißenden Schmerz während des Wasserlassens, der erst einige Zeit danach wieder abklingt, erkennt man die Blasenentzündung. Vor allem Frauen sind von dieser schmerzhaften Unterleibsbeschwerde betroffen, da ihr Harnleiter kürzer ist als beim Mann. Ein weiteres Symptom sind eine trübe Verfärbung des Urins, der auch blutig sein kann.

Verursacht wird die Entzündung durch Bakterien, die aus dem Darm ins Scheidenmilieu eindringen und sich bis zur Harnblase ausbreiten. Das Auftreten einer Blasenentzündung wird allerdings auch durch seelische Komponenten wie Überbelastung, unverarbeitete innere Konflikte und ständige Anspannung gefördert. Bei einer Blasenentzündung sollten Sie einen Arzt aufsuchen, wenn sie sich nicht binnen drei Tagen bessert oder wenn die Schmerzen stärker werden. Unterstützend wirkt die innere Therapie mit Buttermilch. Sollte Ihnen Ihr Arzt Antibiotika verschreiben, so führen Sie anschließend eine Kur für Ihre durch die Medikamente geschädigte Darmflora durch.

Die Schmerzen beim Wasserlassen sind sehr hartnäckig. Nach einer Behandlung mit Antibiotika sollten Sie eine Kur für Ihre in Mitleidenschaft gezogene Darmflora durchführen.

Buttermilch unterstützt die Darmflora

Frische Buttermilch hat harntreibende Wirkung. Je mehr Sie während der Blasenentzündung trinken, desto besser unterstützen Sie Ihren Organismus dabei, die schädlichen Bakterien auszuscheiden. Trinken Sie zusätzlich zu Wasser und

Früchtetee dreimal täglich einen halben Liter Buttermilch. Diese unterstützt Ihr Immunystem und schützt die Darmflora.

Darm sanieren

Nach einer Kur mit Antibiotika sollten Sie Ihre Darmflora wieder auf Vordermann bringen; ansonsten können sich langfristig Nebenwirkungen, wie eine gestörte Verdauung und damit eine geschwächte Stoffwechselfunktion einstellen. Essen Sie pro Tag 250 Gramm Bioghurt oder trinken Sie einen halben Liter Trinkjoghurt.

Bronchitis

Bei einer Bronchitis lindert ein Quarkwickel den Brustschmerz und beruhigt die Entzündung

Zu den häufigsten Atemwegsbeschwerden gehört eine akute oder chronische Entzündung der Bronchien, die Bronchitis. Erste Anzeichen sind Schmerzen und ein Brennen im Brustkorb, ein rauhes Gefühl im Kehlkopf sowie heftiger Reizhusten. Vor allem bei plötzlichen Temperaturveränderungen und schnellen Änderungen der Körperlage kommt es zu länger anhaltenden Hustenanfällen. Durch die Entzündung fühlt man sich meist generell geschwächt und matt. Mit Abklingen der Krankheit lockert sich der Husten, nach einigen Tagen löst sich der Schleim. Steigt während des Krankheitsverlaufs jedoch das Fieber und nehmen die Atembeschwerden zu, so können dies die Anzeichen einer beginnenden Lungenentzündung sein. In diesem Fall sollte unbedingt ein Arzt hinzugezogen werden.

Eine Bronchitis tritt häufig im Zuge von fiebrigen Erkältungen auf. Wenn beispielsweise bei verstopften Nebenhöhlen aufgrund eines Schnupfens ausschließlich durch den Mund geatmet wird, kommt es zu Husten und daraus kann bei einem geschwächten Immunsystem eine Entzündung der Bronchien entstehen. Starke Raucher sind besonders anfällig für eine Bronchitis.

QUARKWICKEL

Sie brauchen:

*200 g zimmerwar-
men Speisequark
Zwei Leinen- oder
Baumwolltücher
Einen Wollschal*

1
Streichen Sie den Quark messerrückendick auf eines der Leinentücher und legen Sie dieses mit der Quarkseite nach unten auf die Brust des Patienten.

2
Darüber legen Sie das zweite Baumwolltuch und umwickeln den Brustkorb anschließend mit dem Schal. Den Schal schließen Sie über der Brust, um Druckstellen beim Liegen zu vermeiden.

3
Sobald sich der Quark auf Körpertemperatur erwärmt hat, nehmen Sie den Wickel ab.

4
Wiederholen Sie die Anwendung zwei- bis dreimal täglich.

Cholesterinspiegel, erhöhter

Mit Gefäßerkrankungen ist immer ein erhöhter Cholesterinspiegel verbunden. Feststellen lässt er sich nur bei vorsorgenden Blutuntersuchungen.

Cholesterin ist Bestandteil unseres Blutes und eng mit dem Fettstoffwechsel verbunden. Es hat die Eigenschaft, sich zusammen mit Kalk in unseren Blutgefäßen abzulagern; dadurch kann das Blut nicht mehr ungehindert hindurchfließen. Eine ganze Reihe innerer Organe kann Cholesterin aufbauen, weshalb wir kein zusätzliches Cholesterin aus der Nahrung benötigen. Cholesterinreich sind Nahrungsmittel wie Eigelb, Butter, Sahne und fettes Fleisch. Bleibt der Cholesterinspiegel dauerhaft erhöht, kann es zur Bildung von Arteriosklerosen (siehe Seite 55) oder Gallensteinen kommen. Essenzielle Fettsäuren können dabei helfen, den Cholesterinspiegel zu senken.

Zu hohe Blutfettwerte können zu Arteriosklerosen führen und damit das Herzinfarktrisiko erhöhen.

Der Verzehr von Nahrungsmitteln, die energiereich sind oder viel Cholesterin enthalten, sollte eingeschränkt werden. Wenn der Körper weniger Fett von außen erhält, ist er gezwungen, seine Reserven abzubauen.

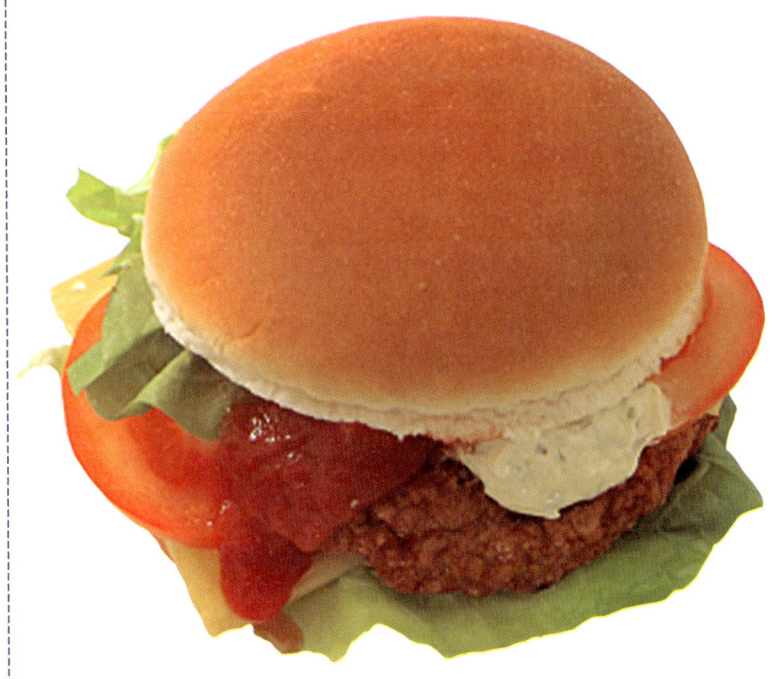

Amerikanische Studien belegen, dass erhöhte Cholesterinwerte durch den Verzehr von Joghurt deutlich gesenkt werden können.

Magermilchjoghurt und Buttermilch gegen Cholesterin

In einer Forschungsreihe in den USA fand man heraus, dass die Cholesterinwerte sinken, je mehr Joghurt verzehrt wurde, obwohl Joghurt zu den hoch cholesterinhaltigen Nahrungsmitteln gehört. Aller Wahrscheinlichkeit nach besitzen die Milchsäurebakterien im Joghurt die Fähigkeit, den Cholesterinspiegel im Blut zu senken. Beziehen Sie Joghurt daher in Ihre Ernährung mit ein. Nehmen Sie täglich 500 Gramm auf drei Mahlzeiten verteilt zu sich. Zusätzlich sollte Sie Ihre Ernährung umstellen. Essen Sie fettarme, vollwertige und frische Nahrungsmittel sowie viel Obst und Gemüse. Buttermilch beispielsweise ist extrem cholesterinarm, reich an Nährstoffen und bringt Ihren Stoffwechsel in Schwung.

Durchfall

Akuter Durchfall nach dem Genuss von unverträglichem Essen, Stress oder großer Aufregung ist keine Krankheit, sondern nur ein Symptom. Mehrmals am Tag kommt es dabei zu wässrigen oder schleimigen Stuhlentleerungen.

✳ Chronischer Durchfall, ausgelöst durch eine Dünn- oder Dickdarmentzündung oder Nahrungsmittelunverträglichkeiten, kann über einen längeren Zeitraum anhalten.

✳ Ist der Durchfall hingegen infektiös durch Krankheitserreger bedingt, bestehen meist Darmkrämpfe bei zusätzlichem Erbrechen und Fieber.

✳ Fiebrige Durchfallerkrankungen wie die häufig epidemieartig auftretende »Sommergrippe« können auch mit starken Bauchschmerzen einhergehen.

Hat sich der Stuhlgang nach zwei bis drei Tagen nicht normalisiert oder verschlechtert sich der Allgemeinzustand, sollte ein Arzt aufgesucht werden.

Milchsäure hemmt Bakterien

In Griechenland, Syrien, Arabien, Persien und Indien setzt man Joghurt seit alters her zur Beruhigung und Regulierung des Verdauungssystems ein. Zahlreiche Untersuchungen haben ergeben, dass die aktive Milchsäure im Joghurt das Wachstum der nützlichen Laktobazillen im Darm gegenüber den schädlichen Kolibakterien fördert. Durch den regelmäßigen Verzehr von Joghurt während einer Durchfallattacke können Sie den Durchfall mildern und sogar ausheilen. Wenn Sie einen Auslandsaufenthalt planen, können Sie Joghurt auch vorbeugend einnehmen. Die Milchsäurebakterien verhindern die Entstehung der Durchfall verursachenden Bakterien. Nehmen Sie dreimal täglich vor den Mahlzeiten 250 Gramm Magermilchjoghurt oder einen Viertelliter Trinkjoghurt zu sich, bis die Symptome ausbleiben.

Joghurt kann auch vorbeugend eingenommen werden, um die Bildung der Durchfall verursachenden Bakterien zu verhindern, beispielsweise vor einer Auslandsreise.

Kefir bei Darmproblemen

Kefir kann Durchfall nicht nur vorbeugen, sondern ihn ebenso gut behandeln wie Joghurt. Im Zweifelsfall entscheidet der Geschmack des Patienten, auf welches Sauermilchprodukt er zur Behandlung zurückgreifen möchte.

DURCHFALL BEI KINDERN UND SÄUGLINGEN

Auch bei Kindern, die an Durchfall leiden, hat sich Joghurt ausdrücklich bewährt. In den meisten Fällen ist er wirksamer als pharmazeutische Präparate. Säuglinge, die unter Durchfallbeschwerden leiden, vertragen sehr gut eine Mischung aus Haferschleim und Joghurt mit etwas Traubenzucker.

Ekzem

Die lästigen Bläschen beruhen auf einer Überempfindlichkeit der Haut gegen verschiedene Reize, z. B. Nahrungs-, Heil-, Düngemittel, Blütenstaub, Farben oder Lacke.

Ein Ekzem stellt die entzündliche Reaktion der Haut auf den Kontakt mit Allergenen dar, zum Beispiel bestimmte Lebensmittel oder giftige Substanzen wie Haarfärbemittel oder Kosmetika. Auch psychische Ursachen, wie eine erhöhte Empfindsamkeit gegenüber Aufregungen, können die Entstehung von Ekzemen fördern.

Am häufigsten treten Ekzeme an Körperstellen auf, die feuchtwarm sind, also in den Achselhöhlen, den Knie- oder Ellenbeugen, auf den Fußsohlen oder in den Handflächen, am Haaransatz im Nacken aber auch im Gesicht in der Nähe der Schleimhäute. In der akuten Beschwerdephase (akutes Ekzem) sind alle Hautstellen, die mit der auslösenden Substanz in Berührung gekommen sind, stark gerötet und geschwollen. Im weiteren Verlauf bilden sich nässende oder trockene und bisweilen juckende, hirsekorngroße Bläschen.

Wenn die Entzündung über einen längeren Zeitraum anhält

(chronisches Ekzem), verdicken sich die oberen Hautschichten, es treten Schuppen und Hautrisse auf und die Haut verliert an Elastizität. Die Behandlung sollte stets mit einem (Haut-)-Arzt abgesprochen werden; sie richtet sich ganz nach der auslösenden Ursache. Zur Linderung der Beschwerden kann eine Quark-Petersilien-Auflage angewandt werden.

QUARK-PETERSILIEN-AUFLAGE

Sie brauchen:

250 g Magerquark
2–4 Sträußchen
Petersilie
Ein frisches
Leinentuch

1

Die Petersilie klein hacken und unter den gekühlten Quark mischen.

mit kaltem Wasser befeuchtetes Leinentuch darüber, bei einem trockenen Ekzem ein trockenes Tuch.

2

Streichen Sie das Quarkgemisch fingerdick auf das Ekzem.

4

Lassen Sie die Auflage so lange einwirken, bis der Quark eingetrocknet ist (mindestens ½ Stunde). Sie kann bei Bedarf sofort danach wiederholt werden.

3

Bei einem feuchten Ekzem legen Sie anschließend ein

Petersilie enthält Vitamin A, Kalium und Magnesium. Dadurch wird der Säureschutzmantel der Haut gestärkt.

PETERSILIE FÜR DIE DURCHBLUTUNG

Die Petersilie ist reich an dem hautfreundlichen Vitamin A und enthält die Mineralien Kalium und Magnesium, die wichtig für den Aufbau eines gesunden Säureschutzmantels der Haut sind. In Kombination mit dem Quark fördert die Petersilie die Durchblutung der Haut und belebt das Zellgewebe.

Entschlacken

Führen Sie von Zeit zu Zeit eine Kur mit Milchprodukten durch, um Ihren Körper von unverarbeiteten Stoffwechselschlacken zu reinigen.

Oft liegen einem Ekzem auch unverarbeitete Stoffwechselschlacken, die im Darm ruhen, zugrunde. Hier kann eine Entschlackungskur Wunder wirken. Entweder führen Sie die auf Seite 98 empfohlene Kur durch, oder Sie verzichten zwei Wochen lang auf übermäßigen Fleisch- und Fischgenuss (zweimal die Woche reichen aus) sowie auf Salz. Stattdessen ergänzen Sie Ihren Speiseplan mit einen halben Liter Buttermilch, Kefir, Trinkjoghurt oder 500 Gramm Vollmilchjoghurt. Dreimal täglich sollten Sie vor den Mahlzeiten eines dieser Sauermilchprodukte zu sich nehmen. So sanieren Sie Ihre Darmflora und helfen Ihrem Stoffwechsel auf die Sprünge.

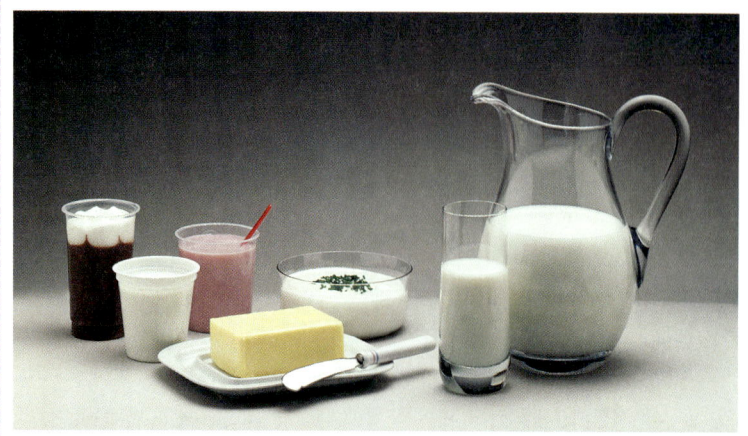

Milch darf es jeden Tag sein, egal in welcher Form: Als Joghurt, Kefir, Quark oder einfach wie es Ihnen schmeckt.

Fieber

Bei Fieber erhöht sich die Körpertemperatur über den Normalwert (37 bis 38 °C). Dies beruht auf einer Störung der körperlichen Wärmeregelung, verursacht durch Giftstoffe, die durch Krankheitserreger erzeugt werden. Typische Anzeichen sind neben der erhöhten Körpertemperatur Schüttelfrost, gerötete Wangen und glasige, glänzende Augen. Fieber ist keine

Krankheit im eigentlichen Sinn, sondern ein Symptom, das im Verlauf verschiedener Erkrankungen auftritt. Es zeigt, dass das Immunsystem arbeitet, um mit der Krankheit fertig zu werden: Der Körper versucht, die eingedrungenen Krankheitserreger durch gesteigerten Stoffwechsel rasch wieder auszuscheiden.

Ein über mehrere Tage andauerndes Fieber schwächt und entkräftet allerdings den Körper, deshalb sollte man baldmöglichst mit einer Behandlung beginnen, die dem Körper Kühlung verschafft.

Fieber ist keine Krankheit, sondern ein Selbstreinigungsvorgang unseres Körpers.

Kefir gegen Fieber

Ein ideales Stärkungsmittel während des akuten Fieberschubs und für die Zeit danach ist der Kefir. Trinken Sie über den Tag verteilt mindestens einen halben Liter zimmerwarmen Kefir.

WADENWICKEL MIT QUARK

Sie brauchen:

1
Streichen Sie den Quark messerrückendick auf zwei Leinentücher und wickeln Sie diese mit der Quarkseite nach unten um die Waden des Patienten.

3
Sobald sich der Quark auf Körpertemperatur erwärmt hat oder getrocknet ist, dies dauert etwa ½ Stunde, nehmen Sie den Wadenwickel wieder ab.

200–400 g gut gekühlten Speisequark
Vier Leinen- oder Baumwolltücher
Zwei Wollschals oder -tücher

2
Darüber wickeln Sie das zweite Baumwolltuch. Der Wollschal bildet die oberste wärmende Hülle.

4
Wiederholen Sie die Anwendung nach Möglichkeit zwei- bis dreimal täglich.

»ANTIBIOTIKUM DER NATURHEILKUNDE«

Ein Quarkwickel an den Waden wirkt schnell fiebersenkend. Besonders Kinder sprechen auf dieses traditionelle Hausmittel sehr gut an. Seine Wirksamkeit beruht darauf, dass er die Körperhitze in die unteren Gliedmaßen leitet und so dem Körper entzieht. Aus diesem Grund nennt man den Wadenwickel mit Quark auch »Antibiotikum der Naturheilkunde«.

Hämorrhoiden

Die sackartigen Erweiterungen der leicht blutenden Mastdarmadern können sich 10-20 Zentimeter hoch in den Mastdarm hinauf erstrecken und bis zur Kirschgröße anwachsen.

Symptomatisch für die Durchblutungsstörungen, die sich in krankhaften Gefäßerweiterungen am unteren Darm zeigen, sind Jucken und bisweilen stechende Schmerzen während und kurz nach der Darmentleerung. Oft zeigt sich auf dem Stuhl auch hellrotes Blut.

Die Ursachen für Hämorrhoiden können anlagebedingt sein, aber auch in trägem Stuhlgang und Verstopfung, die mit starkem Pressen während des Stuhlgangs einhergeht, liegen. Auch Schwangere beklagen häufig die Entstehung von Hämorrhoiden, die nach der Entbindung in der Regel wieder abklingen. Andere Ursachen sind Allergien im Analbereich – beispielsweise gegen bestimmte Duftstoffe im Toilettenpapier –, der übermäßige Genuss von Alkohol oder Veränderungen der Prostata.

Meistens sind die Hämorrhoiden innerlich und nicht zu ertasten. In diesem Stadium sind sie sehr gut mittels einer Ernährungsumstellung zu behandeln. Sind die Gefäßknoten nach außen gewölbt, wirkt eine Quarkauflage schmerzlindernd. Suchen Sie in diesem Fall jedoch unbedingt Ihren Arzt auf, mit dem Sie weitere Behandlungsmöglichkeiten – Hämorrhoidenzäpfchen, Operation – unbedingt besprechen sollten.

QUARKAUFLAGE

1

Streichen Sie den gekühlten Quark fingerdick auf ein schmal zusammengelegtes Leinentuch oder eine Damenbinde, drücken Sie diese gegen die Gefäßknoten und ziehen Sie darüber Ihre Unterwäsche an.

2

Lassen Sie die Auflage mindestens ½ Stunde lang auf die Hämorrhoidalknoten einwirken und waschen Sie Ihren After anschließend mit lauwarmem bis kaltem Wasser gründlich ab.

3

Tritt nach einer Behandlung keine Linderung ein, kann die Auflage bei Bedarf mehrmals täglich wiederholt werden.

100 g Magerquark
Ein schmales
Leinentuch oder
eine Damenbinde

Halsentzündung

Sprech- und Schluckbeschwerden sowie Trockenheit und ein Brennen im Hals- und Rachenbereich sind die untrüglichen Anzeichen einer Entzündung der Rachenschleimhaut, Halsentzündung genannt.

Ursache dafür sind Viren, die die Rachenschleimhaut befallen. Diese tauchen meist im Zusammenhang mit einer Grippe oder Erkältung auf, mit einer Überlastung des Sprechorgans, durch kühle Witterung, übermäßiges Rauchen oder zu viel Alkohol.

Sollten sich Atembeschwerden, erhöhte Empfindlichkeit am Hals, Ohrenschmerzen und Fieber über 39,5 °C einstellen, suchen Sie bitte einen Arzt auf. Möglicherweise liegt dann eine schwerere Erkrankung der Atemwege vor. Die Schmerzen einer Halsentzündung und leichtes Fieber lassen sich in der Regel mit einem Quarkhalswickel sehr gut behandeln.

Auslöser für diese
schmerzhaften
Beschwerden sind
Viren, die meist im
Zusammenhang
mit einer Grippe
oder Erkältung
auftauchen.

KALTER QUARK-ESSIG-WICKEL

200 g Magerquark
Apfelessig
Zwei schmale Leinen-
oder Baumwolltücher
Einen Wollschal

Ein Halswickel mit
Quark und Essig
hemmt die Ent-
zündungsprozesse
in der Rachen-
schleimhaut.

1
Verrühren Sie den Quark
mit einem Schuss
Apfelessig.

2
Falten Sie das Leintuch so
zusammen, dass Sie es
anschließend bequem um
den Hals wickeln können,
und tauchen Sie es in
kaltes Leitungswasser.

3
Auswringen und messer-
rückendick mit der Quark-
Essig-Masse bestreichen.

4
Legen Sie das Tuch mit der
Quarkseite nach unten um

den Hals, wickeln darum
ein trockenes Leinentuch
und darüber den Wollschal.

5
Am besten wenden Sie
den Halswickel unmittelbar
vor dem Schlafengehen an,
da er mehrere Stunden
einwirken sollte.

6
Morgens waschen Sie
den Quark mit lau-
warmem Wasser ab.

7
Den Wickel können Sie
täglich zwei- bis dreimal
wiederholen, bis die
Schmerzen abklingen.

Herpes simplex

Mit einem unangenehmen Brennen und Spannen an den Lip-
pen, Druckempfindlichkeit und einem starken Wärmegefühl
an der betroffenen Stelle kündigt sich Herpes simplex an. Wenige Stunden später tauchen kleine Bläschen an den betroffenen Stellen der Mundpartie oder in der Nähe der Nase und
Wangen auf. Ein anderer Herpestypus taucht im Genital- und
Gesäßbereich auf. Generell entstehen die Bläschen immer in

der Nähe der Schleimhäute, stehen meist in Gruppen, »fließen zusammen« und brechen dann auf. Nach drei bis vier Tagen setzt die Abheilung unter Krustenbildung ein, die in der Regel keine Narben hinterlässt.

Verursacht wird die Krankheit durch Herpesviren, die mittels Tröpfchen- oder Schmierinfektion übertragen werden. So zum Beispiel bei Lippenkontakt oder Geschlechtsverkehr oder beim Neugeborenen während der Geburt, wenn die Mutter an Herpes genitalis leidet. Nach der Übertragung muss es jedoch nicht unmittelbar zum Ausbruch der Herpesbläschen kommen. Viele Menschen sind auch immun gegen das Virus. In den meisten Fällen führen erst bestimmte Auslöser zum Auftreten der Symptome. Bei einem geschwächten Immunsystem oder einer instabilen Seelenlage kann es zum Ausbruch des Herpes kommen. So tauchen die Bläschen häufig im Zuge von Erkältungskrankheiten und Stress auf. Aber auch intensive Sonnenbestrahlung oder ausgeprägte Ekelgefühle können der Auslöser sein.

Betroffene sollten beobachten, unter welchen Umständen »ihr« Herpes ausbricht, und diese Situationen so gut wie möglich vermeiden.

Wenn sich die Herpesinfektion im Augenbereich ausbreitet, die Lymphknoten geschwollen sind oder eine bakterielle Infektion hinzukommt, sollten Sie einen Arzt aufsuchen. Dies gilt auch beim Herpes genitalis, der zu den Geschlechtskrankheiten gehört, sowie bei häufigen Rückfällen.

Joghurt hilft bei Herpes

Mit der regelmäßigen Einnahme von Acidophilus-Joghurtpräparaten kann man der Entstehung von Herpes selbst bei hartnäckigen Fällen vorbeugen. In diesem Fall sollte man Pulver und Kapseln in konzentrierter Form zu sich nehmen, da man den Reformhausjoghurt mit der Kultur Lactobacillus acidophilus in großen Mengen zu sich nehmen müsste, um dieselbe Wirkung zu erzielen. Joghurtpräparate erhalten Sie rezeptfrei in jeder Apotheke.

Immunsystem, geschwächtes

Unser körpereigenes Abwehrsystem ist ein hochspezialisierter Mechanismus zur Erhaltung der allgemeinen Widerstandsfähigkeit gegen schädliche Stoffe und Krankheitserreger. Wie es beschaffen ist, hängt einerseits von der Veranlagung ab, andererseits von den Krankheiten, die wir im Kindesalter überstanden haben, sowie von anderen Faktoren, die unsere Gesundheit maßgeblich beeinflussen.

Regelmäßige Saunabesuche und eine angemessene, nicht zu warme Kleidung bringen das Immunsystem auf Trab.

Im Säuglingsalter nehmen wir erstmals Immunstoffe zur Bildung des Abwehrsystems über die Muttermilch zu uns. Mit jeder Krankheit, die wir überstehen, bilden wir Antikörper gegen bestimmte Erreger aus, die uns in Zukunft helfen, besser mit diesen fertig zu werden. Hinzu kommt, wie robust und abgehärtet unser Körper ist, um mit schädlichen Umweltbedingungen fertig zu werden. Das Immunsystem lässt sich in einem gewissen Maß trainieren. Förderlich wirken dabei Bewegung und Ruhe in einem gesunden Gleichgewicht, seelische Ausgeglichenheit und eine ausgewogene Ernährung, die uns mit Vitaminen, Mineralstoffen, Kohlenhydraten, Fetten, Eiweißen und Ballaststoffen versorgt.

Grundsätzlich gilt: Ein gut funktionierender Stoffwechsel mit einer gesunden Verdauung ist eine der Grundvoraussetzungen für ein gesundes Immunsystem.

GEFAHREN FÜR DAS IMMUNSYSTEM

Zu wenig Bewegung und frische Luft, Überbelastung und Stress, seelische Probleme in Form von unverarbeiteten inneren Konflikten und eine einseitige Ernährung tragen dazu bei, dass die körpereigene Abwehr überlastet ist und nicht mehr einwandfrei funktioniert, wenn der Körper mit Krankheitserregern und Viren konfrontiert wird.

Buttermilch beugt vor

Ein geschwächtes Immunsystem wird nicht von einem Tag auf den anderen wieder stabil. Oft ist ein längerer Missbrauch mit der eigenen Gesundheit vorausgegangen. Doch gerade Buttermilch mit ihrem hohen Vitamin-B-Gehalt bessert das nervliche Allgemeinbefinden recht schnell und versorgt den Organismus mit einer gesunden Mischung aus Vitaminen, Mineralien und Spurenelementen. Nehmen Sie daher besonders in stressigen Zeiten und zur Vorbeugung einen halben Liter Buttermilch über den Tag verteilt zu sich. Sie können auch mit Kefir abwechseln.

Die körpereigenen Abwehrkräfte lassen sich trainieren. Zur Vorbeugung sollten Sie täglich ½ Liter Buttermilch zu sich nehmen.

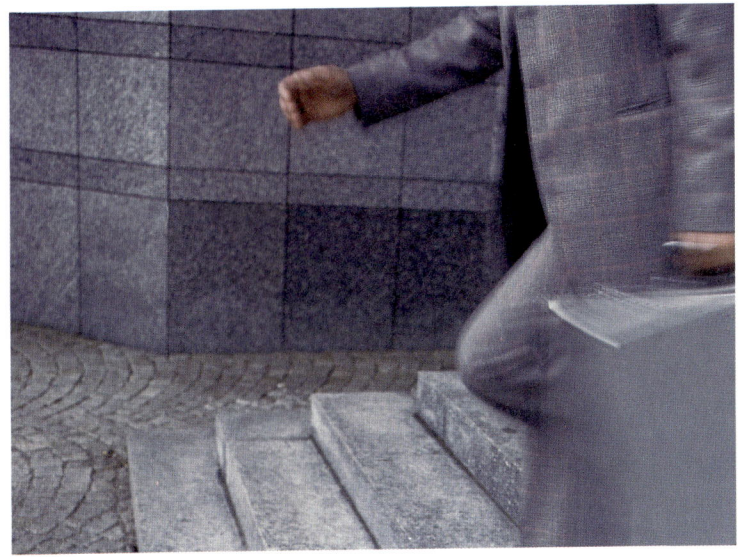

Milch ist wie Buttermilch eine ausgezeichnete Kalziumquelle und verfügt darüber hinaus über einen hohen Anteil an dem Nervenschutzstoff Lezithin.

Insektenstich

Nach einem Insektenstich tritt zunächst ein oft stechender, mehr oder minder starker Schmerz auf, an der Stichstelle zeigt sich eine Rötung und Schwellung und es besteht starker Juckreiz. Bei Stichen von Insekten, gegen deren Gift eine Al-

Insektenstiche sind abgesehen von mehr oder minder starken Schmerzen im Allgemeinen harmlos. Sie können für den Menschen jedoch dann gefährlich werden, wenn mit dem Stich Erreger einer Infektionskrankheit übertragen werden.

lergie besteht, sowie bei Wespen-, Bienen- und Hornissenstichen in den Rachen muss sofort ein Arzt aufgesucht werden. Dieser leitet neben der Behandlung in der Regel eine Desensibilisierung des Patienten ein, die sehr gute Erfolge aufweist.

Quark bei Insektenstichen

Auch hier bewährt sich die entzündungshemmende Qualität des Quarks. Entfernen Sie bei einem Bienen- oder Wespenstich zuerst mit einer Pinzette den Stachel und tragen Sie dann auf die betroffene Stelle fingerdick kalten Quark auf. Gegebenenfalls fixieren Sie den Quark mit einem Wickel aus einem feuchten und einem trockenen Baumwolltuch. Erneuern Sie die Quarkauflage oder den -wickel bei Bedarf alle halbe Stunde.

Magenbeschwerden

Unter Magenbeschwerden sind leichte Erkrankungen des Magens, so die Gastritis oder auch Magenschleimhautentzündung, und allgemeine Magenbeschwerden unterschiedlicher Ursache zusammengefasst. Gastritis ist die am häufigsten auftretende Magenerkrankung. Typische Anzeichen im akuten Stadium sind Völlegefühl, Sodbrennen, Aufstoßen und Schmerzen im Oberbauch. Häufig treten auch Magenkrämpfe, Durchfall, Blähungen oder Verstopfung auf. Oft sind die Beschwerden von depressiver Stimmung, Angst, Unruhe, Schlaflosigkeit, Überforderungsgefühl, Kribbeln im Mund, Atemhemmung, Herzbeschwerden oder Gliederzittern begleitet.

Verursacht wird eine Magenschleimhautentzündung meist durch falsche Ernährung und seelische Probleme: zu schnelles und zu heißes Essen, unausgewogene oder einseitige eiweiß- und fettreiche Ernährung mit zu viel Fleisch und Fisch, der Genuss von zu viel Kaffee, Alkohol und Zigaretten, aber auch Stress durch unbewältigte Probleme.

Auch bei Kleinkindern sind die Ursachen für Bauchschmerzen zu fetthaltige Mahlzeiten oder Stress, der beispielsweise durch Angst oder Belastungen im Elternhaus entsteht.

Eine andere Ursache für die Bauchschmerzen kann bei Kindern aber auch eine eitrige Mandelentzündung sein, die oft zu spät erkannt wird. Lassen Sie daher vom Arzt auch den Rachen Ihres Kindes untersuchen.

Wenn Magenstörungen und Magenschmerzen nach drei Tagen der Selbstbehandlung keine Besserung zeigen, sollte umgehend ein Arzt konsultiert werden.

Ernährungsempfehlung

Wer häufig unter Magenbeschwerden leidet, sollte an eine Ernährungsumstellung denken. Die Devise lautet dabei: mehr frische und vollwertige Lebensmittel und viel Gemüse. Fleisch und Fisch sollten Sie möglichst reduzieren und stattdessen regelmäßig Joghurt zu sich nehmen. Dieser entlastet den Stoffwechsel und versorgt Sie mit einer ganzen Reihe wichtiger Nährstoffe.

Magenbeschwerden sollten Sie stets sehr ernst nehmen. Wenn eine Selbstbehandlung der Beschwerden nach drei Tagen keine positive Wirkung zeigt, sollten Sie sofort einen Arzt aufsuchen.

JOGHURT GEGEN ÜBELKEIT

Bei einem verdorbenem Magen wirkt Joghurt Wunder: Er beruhigt den Magen und beseitigt das Gefühl der Übelkeit. Nehmen Sie dreimal täglich 250 Gramm Joghurt vor den Mahlzeiten zu sich.

Buttermilch bei Bauchschmerzen

Bei Kleinkindern ab drei Jahren und bei Erwachsenen empfiehlt sich Buttermilch mit ihren alkalischen Substanzen als Sofortmaßnahme bei unklaren Bauchschmerzen. Sie sollten über den Tag verteilt einen halben Liter Buttermilch trinken, die möglichst zimmerwarm sein sollte.

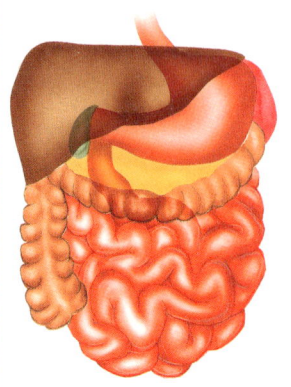

Kefir für Magen und Darm

Bei empfindlichem Magen und auch bei Darmentzündungen, die die Magenschmerzen verursachen, ist eine Kefirkur angezeigt. Trinken Sie über den Tag verteilt vor den Mahlzeiten einen Viertelliter Vollmilchkefir oder fettarmen Kefir. Führen Sie die Kur mindestens drei Wochen lang durch.

Quark gegen Magenbeschwerden

In kleinen Mengen ist der schwerer verdauliche Quark ein gut wirkendes Mittel bei Magenverstimmungen. Nehmen Sie vor oder zu den Mahlzeiten zwei bis drei Esslöffel Magerquark zu sich.

Mandelentzündung

Von einer Angina sind besonders die Gaumenmandeln betroffen. Häufig ist dabei die ganze hintere Rachenwand entzündlich geschwollen (Halsentzündung, Angina).

Eine Mandelentzündung, Tonsillitis (Halsentzündung, Angina), tritt in der Regel in Verbindung mit anderen Erkältungskrankheiten auf. Der Körper versucht sich dabei, mit der Eiterbildung in den Mandeln von Giftstoffen zu befreien.

Symptomatisch für eine Angina sind ein geröteter Rachen, geschwollene Gaumenmandeln, starke Halsschmerzen sowie Schluckbeschwerden. Oft strahlen die Schmerzen bis zu den Ohren und Zähnen aus. Hinzu kommen in vielen Fällen auch Fieber, Schüttelfrost und Gliederschmerzen. Kinder haben bei einer Mandelentzündung sehr oft keine Schluckbeschwerden. Stattdessen leiden Sie unter Bauchschmerzen.

Ausgelöst wird eine Entzündung der Gaumen- oder Rachenmandeln durch Bakterien. Sollte das Fieber über 39 °C ansteigen und die Mandeln eitrige Beläge aufweisen, suchen Sie unbedingt einen Arzt auf. Mandelentzündungen sollten immer sorgfältig auskuriert werden, um Spätfolgen in anderen Organen auszuschließen. Ein Quarkwickel um den Hals wirkt schmerzlindernd und entgiftend, die Wadenwickel fiebersenkend.

KALTER QUARK-ESSIG-WICKEL
Siehe Seite 72, Halsentzündung

WADENWICKEL MIT QUARK
Siehe Seite 69, Fieber

Milchstau bei stillenden Müttern

Eine unangenehme Beschwerde zu Beginn der Stillzeit kann im so genannten Milchstau bestehen. Schon nach der Entbindung wird das Baby an die Brust der Mutter gelegt, um die Milchbildung anzuregen. Kurze Zeit danach schießt die Milch ein. Dies macht sich bemerkbar in einem unangenehmen Spannungsgefühl der Brust, das sofort verschwindet, sobald das Baby die Brust leertrinkt.

Zu Beginn der Stillzeit sind die Kleinen allerdings nur in den seltensten Fällen in der Lage, mit der angebotenen Milchmenge fertig zu werden. So verbleibt stets ein Milchrest in der Brust und erst mit der Zeit reguliert sich Angebot und Nachfrage. Damit der Milchstau jedoch nicht zu einer Brustdrüsenentzündung führt, die entsteht, sobald krankheitserregende Keime über die Brustwarzen eindringen, ist eine Sofortmaßnahme empfehlenswert: Eine feuchte Quarkauflage beugt der Entzündung der Brustdrüsen vor und lindert das unangenehme Spannungsgefühl der Brust. Die Quarkauflage kann mehrmals täglich angewendet werden.

Milchstau zu Beginn der Stillzeit kann zu einer schmerzhaften Entzündung führen. Eine Quarkauflage kann dies verhindern und tut gut.

FEUCHTE QUARKAUFLAGE

200–300 g
gekühlten
Speisequark
Ein großes
Leinentuch

1
Entleeren Sie die Brust
durch Stillen oder mithilfe
einer Milchpumpe.

2
Spülen Sie das Leinentuch
mit kaltem Wasser und
wringen Sie es gut aus.

3
Tragen Sie auf die Brüste
unter Aussparung der
Brustwarzen fingerdick
Quark auf und legen Sie
das feuchte Tuch darüber.

4
Nach einer halben Stunde
sollte der Quark möglichst
eingetrocknet sein.

5
Waschen Sie den trockenen
Quark mit lauwarmem
bis kaltem Wasser ab
und wiederholen Sie die
Anwendung bei
Bedarf noch einmal.

6
Durch die durchblutungs-
fördernde Wirkung des
Quarks kann sich die
Haut röten. Dies ist
jedoch nicht bedenk-
lich; die Rötung geht schon
nach kurzer Zeit wieder
zurück. Grundsätzlich
können Sie die Quark-
auflage nach jedem
Stillen oder Entleeren
der Brust durchführen.

Mumps

»Ziegenpeter« ist
von einigen Tagen
vor bis 14 Tage
nach Auftreten
der Krankheits-
erscheinungen
ansteckend.

Zu den klassischen Kinderkrankheiten zwischen dem dritten
und achten Lebensjahr gehört Ziegenpeter oder Mumps. Sie
wird verursacht durch ein Virus, das durch Tröpfchen- oder
Schmierinfektion übertragen wird. Jungen erkranken daran
doppelt so häufig wie Mädchen. Dabei kommt es zu Fieber,
Kopf- und Gliederschmerzen. Meist schwillt die Ohrspeichel-
drüse auf der linken Seite an. Dabei entsteht vor und hinter

dem Ohr eine Schwellung, so dass sich das Ohrläppchen leicht abhebt. Nach einigen Tagen kommt es in der Regel auch auf der rechten Seite zu einer solchen druckempfindlichen Schwellung. Auch die Mundschleimhaut kann in Mitleidenschaft gezogen und entzündet sein. In der Regel gehen Fieber und Schwellung binnen acht Tagen wieder zurück.

KÜHLER QUARKWICKEL

Neben strenger Bettruhe, die eine Woche auch bei fieberlosem Zustand eingehalten werden sollte, helfen kühle Quarkwickel die Schmerzempfindlichkeit der Schwellung zu lindern.

Sie brauchen:

200 g kühlen Speisequark Zwei schmale Leinentücher Eine Mullbinde

1

Tragen Sie den Quark messerrückendick auf die trockenen Leinentücher auf.

2

Legen Sie diese auf die Drüsenschwellungen und befestigen Sie sie mit einer Mullbinde, die Sie um den Kopf des kleinen Patienten binden.

3

Diese Anwendung können Sie durchaus mehrmals am Tag durchführen. Ideal ist sie vor dem Einschlafen.

4

Waschen Sie den Quark, nachdem er getrocknet ist, mit lauwarmem Wasser gründlich ab.

Nasennebenhöhlenentzündung

Entzündungen der Nasennebenhöhlen, Kiefer- oder Stirnhöhle zeigen sich in den meisten Fällen zuerst durch starken Schnupfen, Kopfschmerzen und ein Gefühl von Taubheit im Kopf. Oft gehen mit diesen Symptomen auch Ohrenschmerzen und Fieber einher. Empfindet man die Schmerzen eher in der

Treten Entzündungen in diesem Bereich häufig auf, könnte dies ein Anzeichen für eine Allergie sein. Beraten Sie sich in diesem Fall mit einem Arzt wegen eines Allergietests.

Scheitelgegend, so handelt es sich um eine Stirnhöhlenentzündung. Bei einer Kieferhöhlenentzündung sind sie dagegen im Stirnbereich lokalisiert.

Nasennebenhöhlenentzündungen treten häufig als Folge eines Schnupfens oder eines grippalen Infekts auf. Ursachen für akute und chronische Entzündungen der Nasennebenhöhlen können aber auch seelischer Natur sein, denn psychische Belastungen beeinflussen unmittelbar unser Abwehrsystem. Sorgen, Ängste oder aufgestaute Emotionen können sich deshalb in Form einer Entzündung in den Nasennebenhöhlen, die besonders sensibel reagieren, manifestieren. Doch auch Polypen oder Fehlstellungen der Nasenscheidewand, die die Nasenatmung und die Belüftung der Nebenhöhlen beeinträchtigen, können diese Beschwerden hervorufen. Diese Ursachen kann jedoch nur ein Arzt abklären.

Da Nasennebenhöhlenentzündungen leicht chronischer Natur werden können, sollte man sie gründlich auskurieren. Wenn sich die Beschwerden trotz der unten stehenden Behandlung nicht nach zwei Tagen gebessert haben, fragen Sie einen Arzt um Rat. Dies gilt auch dann, wenn sich hohes Fieber (über 39 °C) einstellt und die Kopfschmerzen immer stärker werden.

Die Nasennebenhöhlen sind Hohlräume in den Gesichtsknochen neben, hinter und über der Nase. Zu ihnen zählen auch die Stirnhöhlen.

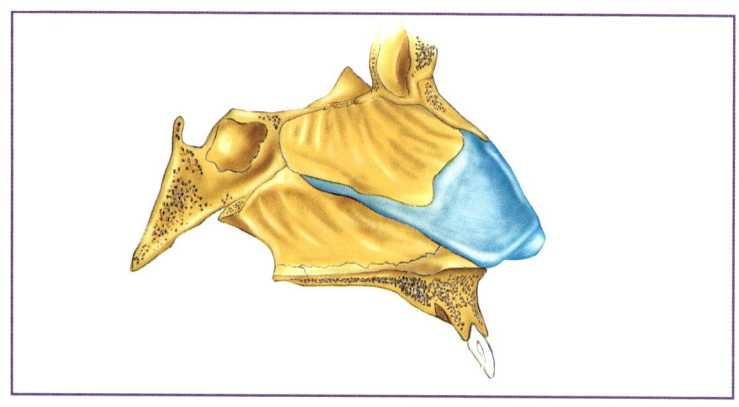

QUARK-MEERRETTICH-KOMPRESSE

1

Vermischen Sie den Quark mit dem Meerrettich und streichen Sie die Mischung fingerdick auf ein Leinentuch.

2

Legen Sie die Auflage mit der Quarkseite nach unten auf den schmerzenden Stirn- oder Kiefernhöhlen-

bereich und befestigen Sie sie gegebenenfalls mit Leukoplast.

3

Die Kompresse sollte 10–15 Minuten lang einwirken.

4

Wiederholen Sie diese Anwendung drei- bis fünfmal am Tag.

200 g gekühlten Speisequark
1 El frisch geriebe-nen Meerrettich
Ein Leinentuch

Nervosität

Es gibt viele Dinge, die wir gar nicht mehr bewusst wahrneh-men, die uns aber trotzdem »den Nerv töten«. Eine hektische Lebensweise mit unzureichenden Entspannungsphasen, stän-dige Reizüberflutung der Sinnesorgane durch Lärm, visuelle Eindrücke, Umweltschadstoffe, der übermäßige Konsum von Genussgiften wie Alkohol oder Nikotin – all dies greift zuerst unser Nervensystem an und schwächt langfristig unsere körperlichen Abwehrkräfte. Die Folge sind nervös bedingte Gesundheitsstörungen, von denen Kinder ebenso wie Erwach-sene betroffen sein können.

Typisch für Nervosität sind eine starke Erregbarkeit, eine erhöhte Reizbarkeit, innere Unruhe, Konzentrationsprobleme, Herzklopfen oder Herzbeklemmung, Schlaflosigkeit, Schwin-delgefühle und Spannungskopfschmerzen. Kalte Füße und Hände aufgrund mangelnder Durchblutung oder schweißnas-se Hände sind ebenfalls Ausdruck von erhöhter Nervosität und

Wenn Ihnen »alles auf die Nerven« geht, ist es höchste Zeit für eine Ände-rung Ihrer Lebens-umstände.

Anspannung. Weitere Symptome sind Druckgefühl im Magen, Potenz- und Verdauungsstörungen sowie Zittern.

Buttermilch und Joghurt gegen Nervosität

Ein sehr wirksames Hausmittel gegen schwache Nerven ist frische Buttermilch. Diese Eigenschaft verdankt sie vor allem ihrem hohen Gehalt an Lezithin und Kalzium. Der hohe Kalziumgehalt beruhigt die Nerven und entkrampft verspannte Muskeln. Lezithin hingegen wirkt auf die Synapsen des Gehirns, die der Informationsvermittlung dienen, und stärkt damit die Konzentrationsfähigkeit. Trinken Sie über den Tag verteilt einen Liter Buttermilch.

Auch Joghurt ist sehr kalziumhaltig. Wenn Sie möchten, können Sie Ihre Buttermilchkur mit Joghurt ergänzen oder jeden Tag abwechseln. Führen Sie die Buttermilch-Joghurt-Kur mindestens drei Wochen lang durch.

Osteoporose in den Wechseljahren

Mit 35 bis 40 Jahren beginnt der altersbedingte Abbau der Knochen. Mit etwa 70 Jahren hat jeder Mensch ca. ein Drittel seiner Knochenmasse verloren. Risikofaktoren sind Bewegungsarmut, kalziumarme Ernährung und Rauchen.

Bei einer Osteoporose kommt es zu einer Minderung der Knochenmasse und zu einer Verschlechterung des Knochenaufbaus, was zu einer höheren Knochenbrüchigkeit führen kann. Am häufigsten tritt diese Krankheit während der Wechseljahre der Frau und bei Frauen um siebzig auf. Wird eine Osteoporose nicht rechtzeitig behandelt, kann es zu einer Verformung der Wirbelsäule und zu Wirbelzusammenbrüchen kommen. Rückenverformungen und Schmerzen im Lenden- und Rückenbereich gehören zu den Begleiterscheinungen.

Ursachen für eine Osteoporose sind wahrscheinlich genetische Veranlagung und die hormonelle Umstellung während der Wechseljahre, die einen Östrogenentzug nach sich zieht. Auch eine operative Entfernung der Eierstöcke kann später Osteoporose auslösen.

Quark zur Vorbeugung

Neben einer allgemein gesunden Lebensweise mit genügend Bewegung und Ruhephasen ist eine ausgewogene und kalziumreiche Ernährung wichtig, um der Knochenerkrankung vorzubeugen. Quark ist dazu die ideale tägliche Nahrungsergänzung. Gewöhnen Sie sich an, jeden Tag zu einer oder mehreren Mahlzeiten einige Esslöffel Quark zu essen oder ein quarkhaltiges Frühstück zu sich zu nehmen. Lesen Sie dazu die Rezepte ab Seite 100.

Rheuma

Unter Rheuma versteht man entzündliche, degenerative sowie schmerzhafte Allgemeinerkrankungen, die vor allem die Gelenke, aber auch die Weichteile des Körpers betreffen und an denen auch innere Organe wie Herz und Gehirn beteiligt sein können. Dazu gehören rheumatisches Fieber, Formen der Arthritis (siehe Seite 56) sowie Arthrosen (siehe Seite 57). Typisch für Rheuma sind die morgendliche Steifheit der Gelenke, Schmerzen bei Bewegung oder Druck sowie Schwellungen. Ebenso typisch ist der wandernde Schmerz unter der Körperdecke. Im weiteren Verlauf der Krankheit kann es zu schmerzenden Knoten an den Gelenken kommen, Verformungen der Hände und Füße sowie einer Deformation des Rückens.

Die Ursachen für Rheuma können anlagebedingt sein. Es kann aber auch durch Überbeanspruchung der Gelenke oder eine ungünstige Stoffwechselsituation sowie eine vorzeitige Gelenkalterung hervorgerufen werden. Die rheumatischen Schmerzen sind immer mit einer Übersäuerung des Körpers verbunden.

Bis heute kann Rheuma nicht geheilt, sondern allenfalls verzögert und gelindert werden. Die Behandlung mit Quark kann die ärztliche Behandlung unterstützen.

Die Bezeichnung »Rheuma« umfasst mehr als hundert verschiedene Krankheitsformen im Bereich der Gelenke. Sie haben unterschiedliche Ursachen und müssen deshalb auch mit verschiedenen Methoden behandelt werden.

ENTSÄUERN UND ENTSCHLACKEN BEI RHEUMA

Da rheumatische Schmerzen immer mit einer Übersäuerung des Körpers einhergehen, wirkt ein Entsäuern lindernd. Dazu sollten Sie sich möglichst basenreich und fettarm ernähren: Trinken Sie täglich einen halben Liter Buttermilch oder Kefir oder essen Sie täglich 250 Gramm Magermilchjoghurt. Zusätzlich sollten Sie einmal zwei bis drei Wochen lang auf Fleischprodukte verzichten. Auch eine Entschlackungskur zur Entgiftung des Körpers ist ratsam. Lesen Sie hierzu auf den Seiten 98 bis 113 nach.

Sie brauchen:

100 g gekühlten Magerquark
2 TL Kochsalz
Ein Leinentuch

Die kühle Quarkauflage ist besonders hilfreich bei Rheumatikern mit erhöhter Blutsenkung.

KÜHLE QUARKAUFLAGE

1
Verrühren Sie den Quark mit dem Salz und verteilen Sie die Masse auf dem schmerzenden Gelenk.

2
Darüber decken Sie ein Leinentuch. Das Salz entzieht dem Gelenk Flüssigkeit und bringt die Schwellung zum Abklingen, der Quark wirkt entzündungshemmend.

3
Waschen Sie die Masse mit warmem Wasser ab, wenn der Quark angetrocknet ist, frühestens jedoch nach 30–40 Minuten.

QUARKWICKEL

Ebenfalls sehr empfehlenswert bei entzündlichem Rheuma (Arthritis, Arthrose) sind kalte Quarkwickel (siehe Seite 56), die Sie mehrmals täglich anwenden.

Scheideninfektion

Erkennbar ist eine Scheidenentzündung an einer dauernden Flüssigkeitsabsonderung, dem Ausfluss. Dieser kann weißlich, grünlich, aber auch rötlich sein. Die Schleimhäute sind dabei sehr druckempfindlich und die Scheide angeschwollen. Eine weitere Begleiterscheinung ist der ziehende Schmerz, der sich besonders nach Bewegungen verstärkt.

Ursache für die Infektion ist zunächst eine Veränderung des Scheidenmilieus. Dabei sind die Säurewerte und die Besiedelung mit Milchsäurebakterien aus dem Gleichgewicht geraten. Dieses Ungleichgewicht wird entweder durch Pilze hervorgerufen, mit denen man im Schwimmbad oder in der Sauna in Kontakt gekommen ist, oder durch Bakterien, die sich durch mangelnde oder falsche Hygiene (zu häufiges Waschen mit Seife) vermehrt haben. Andere Auslöser sind Gonokokken, Viren oder Trichomonaden, die man sich durch Geschlechtsverkehr zuziehen kann. Überprüfen Sie jedoch auch, ob Sie gegen bestimmte Chemikalien (beispielweise in Slipeinlagen) allergisch sind. Ein kranker Darm oder eine kranke Blase können ebenfalls eine Infektion der Scheide fördern, ebenso wie die regelmäßige Einnahme von Antibiotika, Kortison oder Penizillin.

Bei einer Entzündung im Vaginalbereich handelt es sich fast immer um eine Infektion, an der verschiedene Keime beteiligt sind.

Innerlich wie äußerlich angewendet zeigt Joghurt bei Scheideninfektionen gute Erfolge, denn er hilft dabei, den normalen Säuregehalt und pH-Wert in der Vagina wiederherzustellen.

SPÜLUNG MIT JOGHURT

Sie brauchen:

500 g Joghurt
½ l warmes Wasser

1

Verrühren Sie den Joghurt mit dem Wasser, und wenden Sie die Mischung mehrmals am Tag, am besten nach der Darm- und/oder Blasenentleerung als Scheidenspülung an.

2

Verwenden Sie während der Behandlung keine Seifen oder Duschgels im Intimbereich, die das empfindliche Säuregleichgewicht des Scheidenmilieus zerstören könnten.

Joghurtauflage

Auch seelische Gründe wie ständige Belastungen und Überforderungen können eine Scheideninfektion begünstigen.

Praktischer im Alltag und für die Nacht ist eine Joghurtauflage. Tragen Sie dazu gekühlten Joghurt fingerdick auf den Genitalbereich auf und legen Sie eine Damenbinde als Schutz davor. Wenn Ihre Scheide nicht zu schmerzempfindlich ist, können Sie auch einen mit Joghurt getränkten Tampon einführen. Binde wie Tampon sollten Sie auf jeden Fall mehrmals am Tag wechseln.

Kefir hemmt Krankheitskeime

Alles, was dabei hilft, das Scheidenmilieu mit Säure anzureichern, hindert Bakterien und Pilze am Wachstum. Trinken Sie daher über den Tag verteilt ein bis zwei Gläser (¼ bis ½ Liter) Kefir oder wahlweise Trinkjoghurt. Auch dies säuert den Harn und hemmt so das Wachstum von Krankheitskeimen.

Bei einer Überbeanspruchung der Sehnenscheiden können sich diese entzünden. Da die Bewegungen schmerzhaft sind, versucht man, möglichst diesen Bereich nicht zu belasten.

Sehnenscheidenentzündung

Charakteristisch für eine Sehnenscheidenentzündung oder einen Tennisellenbogen ist der Schmerz, der vom äußeren Ellbogen in den Unterarm bis ins Handgelenk und manchmal sogar bis zum Mittel- oder Ringfinger ausstrahlen kann. Die Muskulatur ermüdet bei Bewegung schnell und bereits das Halten eines Stiftes oder ein Händedruck können Schmerzen verursachen. Auslöser für die Reizung oder Entzündung am Ursprung der Handgelenkstreckmuskulatur ist eine Überlastung der Arme oder ein falsch ausgeführter Bewegungsablauf derselben. Zur Überbelastung kann es durch einseitige Bewegungsabläufe wie Tippen, Nähen oder Stricken kommen.

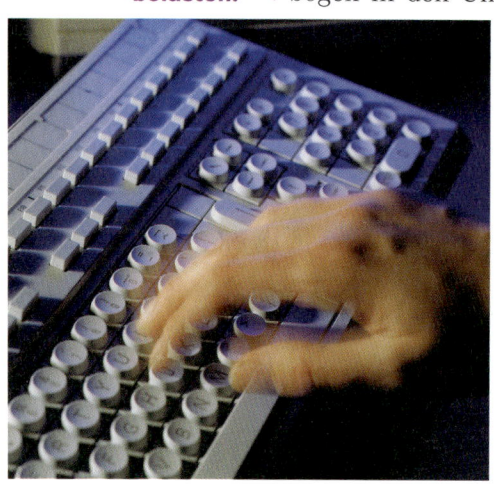

Auch mangelhaftes Aufwärmen vor dem Sport, Trainingsmangel, falsche Technik oder ungeeignete Schläger beim Tennisspiel gehören zu den Verursachern. Ein weiterer Auslöser kann ein Entzündungsherd an den Zähnen, den Mandeln oder den Nasennebenhöhlen sein, die nicht selten so weit ausstrahlen. Lassen Sie sich bei einem chronischen Auftreten der Sehnenscheidenentzündung daraufhin von einem Facharzt untersuchen.

Ursache einer Sehnenscheidenentzündung ist eine Überbeanspruchung von Muskeln, Sehnen und Bandapparat.

KÜHLE QUARKAUFLAGE
Schmerzlindernd und entzündungshemmend wirkt die kühle Quarkauflage. Führen Sie sie bei Bedarf mehrmals am Tag durch (siehe Seite 60).

Sonnenbrand
Bei einem Sonnenbrand kommt es zu entzündlichen Veränderungen der Haut. Die Haut ist dabei rot, sie spannt und fühlt sich heiß an. In schwereren Fällen bilden sich Bläschen. Verursacht wird diese leichte Verbrennung der Haut, bei der der Haut durch die Sonne Feuchtigkeit entzogen wird, durch eine zu starke UV-B-Strahlung der Sonne.

Wie viel Sonne man verträgt, hängt vom individuellen Hauttypus ab. Menschen mit sehr heller Haut beispielsweise sollten pro Tag maximal fünf bis zehn Minuten ungeschützt in der Sonne verweilen. Jedes Sonnenbad erhöht das Risiko, an Hautkrebs zu erkranken, weshalb Sie immer auf ausreichend Schutz achten sollten: Benutzen Sie Sonnenschutzcremes und halten Sie sich möglichst im Schatten auf. Besonders Kinder sollten während der heißen Mittagsstunden die Sonne meiden. Vormittags und am späten Nachmittag ist die Strahlung nicht so intensiv.

Achtung!

Lassen Sie vor einem Sonnenbad von einem Arzt Ihren Hauttyp und die Eigenschutzzeit bestimmen. Benutzen Sie stets ein Sonnenschutzmittel.

Bei Sonnenstich-
symptomen
sofort einen Arzt
aufsuchen.

ACHTUNG SONNENSTICH!

Wenn Sie den Eindruck haben, dass Ihr Sonnenbrand stärker wird, obwohl Sie sich schon vor Stunden in den Schatten zurückgezogen haben, und sollten sich Fieber und ein Gefühl der Übelkeit einstellen, suchen Sie bitte umgehend einen Arzt auf, da es sich hier um einen Sonnenstich handeln könnte.

Sie brauchen:

JOGHURT-EIBISCH-PACKUNG

Getrocknete
Eibischblätter
(aus der Apotheke)
¼ l Wasser
250 g Joghurt

1
Gießen Sie ein oder zwei Esslöffel Eibischblätter mit ¼ l kochendem Wasser auf.

2
Wenn die Mischung abgekühlt ist, seihen Sie die Blätter ab und vermengen den Sud mit dem zimmerwarmen Joghurt.

Eine Joghurt-
Eibisch-Packung
wirkt kühlend und
schmerzlindernd.

3
Tragen Sie die Masse fingerdick auf die betroffenen Stellen auf und lassen Sie sie etwa 1 Stunde einziehen.

4
Danach mit lauwarmem Wasser vorsichtig entfernen und bei Bedarf wiederholen.

Joghurtpackung
Kühlend nach einem zu langen Aufenthalt in der Sonne wirkt eine Joghurtpackung. Tragen Sie unvermischten Joghurt auf die Gesichts- und Körperpartien auf, die der Sonne ausgesetzt waren. Lassen Sie ihn 45 bis 60 Minuten einwirken und entfernen Sie ihn danach gründlich unter einer warmen Dusche.

QUARK-BUTTERMILCH-AUFLAGE

1
Mischen Sie Quark und Buttermilch zu gleichen Teilen.

2
Streichen Sie die Masse messerrückendick auf ein Leinentuch, das Sie zuvor mit eiskaltem Wasser ausgespült haben.

3
Legen Sie das Tuch auf die gerötete Stelle und lassen Sie die Auflage 20 bis 30 Minuten lang einwirken.

4
Wechseln Sie die Auflage, sobald sie warm wird.

Gekühlten Quark oder Joghurt
Gekühlte Buttermilch
Ein Leinentuch

Eine Quark-Buttermilch-Auflage wirkt entzündungshemmend und schmerzlindernd.

Soor

Bei Soor handelt es sich um eine Infektionskrankheit, von der vor allem Kleinkinder und Säuglinge betroffen sind. Der Erreger ist ein Pilz, der als Bläschenausschlag in der Mundhöhle, auf der Wangenschleimhaut, der Zunge und bisweilen in der Afterregion auftritt.

Der Soorpilz wird meist während der Geburt von der Scheide der Mutter auf den Säugling übertragen. Zum Ausbruch der Infektion braucht es dann etwa eine Woche. Ansonsten begünstigen Immunschwäche, Allergien und seelischer Stress die Entstehung von Soor. Sollte sich die Beschwerde bei der Selbstbehandlung nicht binnen zwei bis drei Tagen bessern, suchen Sie bitte einen Arzt auf.

Soor ist eine Pilzinfektion der Mundschleimhaut.

Joghurt gegen den Pilz

Pinseln Sie die befallenen Stellen nach jeder Mahlzeit mit Joghurt ein und geben Sie Ihrem Kind, wenn es bereits vom Löffel isst, bis zu sechs Teelöffel Joghurt am Tag.

Über- und Untergewicht

In Deutschland gelten etwa 40 Prozent der Bevölkerung als übergewichtig.

Viele Menschen leiden unter Rettungsringen und ärgern sich, wenn Rock oder Hose schon wieder zu eng geworden ist. Übergewicht ist nicht nur ein kosmetisches Problem; es kann auch ernsthafte gesundheitliche Folgen haben.

In den westlichen Industrienationen ist Übergewicht eine sehr häufige Erscheinung, die nicht nur damit zusammenhängt, dass es Nahrung für jedermann im Überfluss gibt, sondern dass das schnelle Essen, das Fastfood, für viele Menschen das tägliche Brot darstellt. Schwer verdaulich, einseitig und nährstoffarm wirkt es sich bei unserer ungesunden Lebensweise, die aus zu viel Sitzen und zu wenig Bewegung besteht, negativ aus. Die Kohlenhydrate, die in dieser Art der Nahrung stecken, werden im Stoffwechselkreislauf nicht umgewandelt, sondern setzen sich als Reservepölsterchen für Notzeiten an, die so schnell nicht eintreten. Hinzu kommt die seelische Komponente: Häufig ist Essen ein Ersatz für fehlende Liebe und Zuwendung oder man schafft sich mit dem Fettpolster einen Schutz vor der als bedrohlich erlebten Außenwelt.

Selbstverständlich handelt es sich bei Übergewicht um keine Krankheit. Sie ist in der Regel Symptom eines Gesellschaftszustandes und einer bestimmten Seelenlage. Allerdings begünstigen Übergewicht (mehr als 10 Kilogramm über dem Normalgewicht) oder Fettsucht (mehr als 20 Kilogramm über dem Normalgewicht) bestimmte Stoffwechsel- und Zivilisationserkrankungen. Dazu gehören Arteriosklerose (siehe Seite 55), Bluthochdruck, Gicht, die Neigung zu Herzinfarkt, Magen- und Darmstörungen (siehe Seite 76ff.), Venen- und Gelenkerkrankungen (siehe Seite 93ff.) oder Leberschäden.

Ebenfalls Ausdruck einer seelischen Notlage und Entfremdung von der eigenen Körperlichkeit ist Untergewicht. Auch hier kann man von einem Gesellschaftstrend sprechen, denn gerade bei

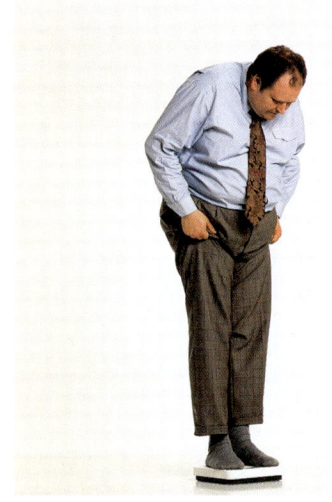

jungen Mädchen ist aufgrund des derzeitigen Modediktats, das die Androgynie zum Schönheitsideal erhoben hat, Magerkeit angesagt. Essstörungen wie Magersucht und Bulimie sind die dramatische Folgen, die den Körper auszehren und Mangelerscheinungen hervorrufen.

In beiden Fällen, bei Über- wie auch bei Untergewicht, helfen Sauermilchprodukte, das Gewicht zu regulieren und den Körper mit leicht verdaulichen Nährstoffen zu versorgen.

Abnehmen mit Joghurt, Kefir und Buttermilch

Bei der Regulierung des Gewichts helfen Joghurt, Kefir und Buttermilch. Zuerst heißt es jedoch die Ernährung auf eine frische und vollwertige Kost mit wenig Fleisch, Wurst und Fisch umzustellen. Alle drei Sauermilchprodukte sind ein wertvoller Ersatz für kalorienreiche und nährstoffreiche Nahrungsmittel und helfen dabei, langsam, aber dafür stetig überflüssige Pfunde loszuwerden. Zudem regen sie den Stoffwechsel an und fördern damit die Verdauung. Empfehlenswert zur Gewichtsreduktion ist auch eine Entschlackungskur, mit der Sie die Umstellung Ihrer Ernährungsgewohnheiten beginnen können (siehe Seite 98).

Eine Gewichtsregulierung sollte nicht zur Qual werden. Versuchen Sie stattdessen, Ihr persönliches Wohlfühlgewicht herauszufinden: Das Gewicht, bei dem Ihr Körper Sie nicht belastet und bei dem Ihr Arzt keine Krankheitszeichen feststellen kann.

Venenentzündung

Charakteristisch für eine Entzündung der Venen sind angeschwollene Beine, die von Schmerzen entlang des Venenverlaufs begleitet werden. Die Haut fühlt sich dabei warm an und ist bei oberflächlichen Venen gerötet. In anderen Fällen kann es zu ständiger Müdigkeit, Muskelkrämpfen, Ekzemen oberhalb des Knies und Brennen in den Beinen nach anstrengendem Stehen oder zu viel Bewegung kommen. Im weiteren Verlauf der Venenentzündung kann es zu Komplikationen wie offenen Füßen und Beinen kommen.

Venen entzünden sich meist durch Infektionen oder Verletzungen. Die Entzündung stört den Blutfluss; als Folge können sich Blutklumpen (Thrombosen) bilden.

Häufig betroffen von Venenentzündungen sind Menschen mit Bindegewebsschwäche. Doch auch Übergewicht und die hormonelle Umstellung während einer Schwangerschaft fördern die Entstehung dieser Durchblutungsstörung, ebenso wie Rauchen, falsche Ernährungsgewohnheiten mit zu cholesterin- und fetthaltiger Nahrung und Bluthochdruck.

Während oberflächliche Venenentzündungen relativ harmlos und gut selbst zu behandeln sind, gehört die tiefe Venenentzündung unbedingt in die Hand eines Arztes. Unten stehende Empfehlungen sind daher begleitend zur ärztlichen Therapie gedacht.

KALTER QUARKWICKEL
Siehe Seite 56f., Arthritis

QUARKAUFLAGE
Siehe Seite 59ff., Augenentzündung

Entschlacken
Wenn Übergewicht (siehe Seite 92ff.) eine der Ursachen für die Venenentzündung ist, so sollten Sie etwas dafür tun, Ihr Gewicht zu reduzieren. Lesen Sie dazu die Ernährungsempfehlungen auf Seite 93.

Verstopfung

Problematisch wird es erst, wenn Sie Ihren Darm drei bis vier Tage lang nicht entleeren konnten.

Unter einer Verstopfung versteht man die vorübergehende Unfähigkeit, den Darm zu entleeren. Zusätzlich kann es zu Völlegefühl, Blähungen und leichter Übelkeit kommen. Im Fall einer chronischen Verstopfung kann der Darm über einen längeren Zeitraum nicht mehr regelmäßig entleert werden. Appetitlosigkeit und Bauchschmerzen bilden die Begleitsymptome.

Die Ursachen einer länger andauernden Verstopfung sind in falschen Ernährungsgewohnheiten zu suchen: zu wenig frisches Obst und Gemüse und damit zu wenig der für die Darmfunktionen wichtigen Ballaststoffe, zu viel Zucker und Fett sowie schwer verdauliche Proteine aus Fleisch und Fisch.

Wie bei allen anderen Magen- und Darmproblemen kann auch die Psyche eine Rolle bei der Entstehung der Verstopfung spielen. Bestimmte Probleme werden nicht verarbeitet und man will sich nicht von ihnen verabschieden, da sie, obwohl unangenehm, einen Teil des bisher gelebten Lebens darstellen. In seltenen Fällen können auch die Einnahme von Psychopharmaka oder Abführmitteln sowie chronische Leber- und Galleerkrankungen für den trägen Darm verantwortlich sein. Treten Schmerzen am Darmausgang, kolikartige Bauchschmerzen sowie heftiges Erbrechen und Kreislaufbeschwerden auf, kann ein akuter Darmverschluss vorliegen. In diesem Fall muss sofort ein Notarzt gerufen werden.

Haben Sie öfter Probleme mit dem Stuhlgang, sollten Sie mit einer Joghurt- oder Kefirkur Ihre angegriffene Darmflora sanieren.

Joghurt, Kefir und Buttermilch bei Verstopfung

Einen positiven Einfluss auf die Darmaktivitäten entfalten die drei Sauermilcherzeugnisse, von denen Sie wahlweise abends vor dem Schlafengehen ein Glas trinken oder einige Esslöffel essen sollten. Säuglinge und Kleinkinder sprechen sehr gut auf Kefir an.

Darmflora sanieren

Empfehlenswert ist eine Kefir- oder Joghurtkur über zwei bis drei Wochen. Trinken oder essen Sie dabei über den Tag verteilt mindestens einen halben Liter oder 500 Gramm des Sauermilchprodukts zu oder nach den Mahlzeiten. Dies kommt dem gesamten Stoffwechsel zugute. Die Milchsäure aktiviert den Zellstoffwechsel, und die Nährstoffe werden besser vom Körper aufgenommen. Ergebnis: Sie fühlen sich fit und vital.

Schön und fit mit Quark & Co.

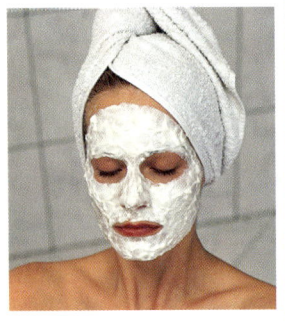

Gesichtspackung mit Quark. Quark enthält die Hautvitamine A und E.

Quark, Joghurt, Kefir und Buttermilch sind eine Wohltat für Körper, Geist und Seele. Wer ihnen einen festen Platz auf seinem Speisezettel einräumt, wird sich auf Dauer rundum wohl und fit fühlen. Und wenn Sie Ihre Schönheitspflege mit diesen Produkten ergänzen, werden Sie ihre positive Wirkung an eigener Haut spüren.

Unser tägliches Brot

Dass wahre Schönheit nur von innen kommt, wissen wir längst. Nimmt man dieses Diktum beim Wort, so ist man neben den so genannten inneren Werten und Tugenden schnell bei etwas sehr Handfestem angelangt: unserem täglichen Brot.

Denn auch das, was wir uns Tag für Tag einverleiben, entscheidet ganz wesentlich darüber, wie schön wir uns fühlen. So liefert eine frische vollwertige und ausgewogene Ernährung aus pflanzlichen und tierischen Lebensmitteln unserem Körper die notwendigen Energien für alle Körperfunktionen und für unseren Stoffwechsel. Außerdem hilft sie dabei, unseren Geist fit und leistungsfähig zu erhalten und Voraussetzungen für unser seelisches Gleichgewicht zu schaffen. All diese Faktoren tragen ganz wesentlich zu unserem Aussehen und zur Gesundheit unserer Haut, dem Spiegel unseres Inneren, bei.

Auf den folgenden Seiten erhalten Sie zahlreiche Tipps und Tricks, wie Sie durch eine ausgewogene Ernährung mit Sauermilchprodukten Ihr körperliches Wohlbefinden steigern und erhalten können.

Ein gesunder Geist wohnt in einem gesunden Körper – das wussten schon die »alten Römer«. Eine vollwertige und ausgewogene Ernährung trägt maßgeblich dazu bei.

Stoffwechsel und Hautgesundheit

Denn was und wie wir essen, macht sich nicht nur auf der Waage bemerkbar. Ein Mensch, der sich gesund ernährt, hat in der Regel weder Probleme mit seinem Gewicht noch mit seiner Haut. Bestenfalls ist der Teint dann ebenmäßig und klar und altert moderat. Das Aussehen unserer Haut hängt eng mit unseren Stoffwechselfunktionen zusammen. Je besser es um unsere Magen- und Darmgesundheit bestellt ist, und das ist der Fall, wenn unser Stoffwechsel mit den ihm angebotenen Nährstoffen gut zurechtkommt, desto reiner ist unser Teint. Auch aus diesem Grunde sollte man besonders bei der Neigung zu Hautproblemen, aber auch zur Gesunderhaltung der Haut Sauermilchprodukte zum festen Bestandteil des wöchentlichen Speiseplans machen. Denn sobald sich der Stoffwechsel mithilfe der bestens dafür geeigneten Milchnebenprodukte erholt hat, regeneriert sich auch die Haut.

Sauermilchprodukte wirken positiv auf unseren Stoffwechsel.

Das in Milchprodukten enthaltene Vitamin E und das Mineralstoff Kalzium besitzen wichtige Funktionen im Körper. Vitamin E verbessert nicht nur das Hautbild, sondern ist vor allem an der Zellregeneration beteiligt, das die Lebensdauer der Zellen verlängert. Kalzium unterstützt den Aufbau der kollagenen Faserstruktur des Bindegewebes.

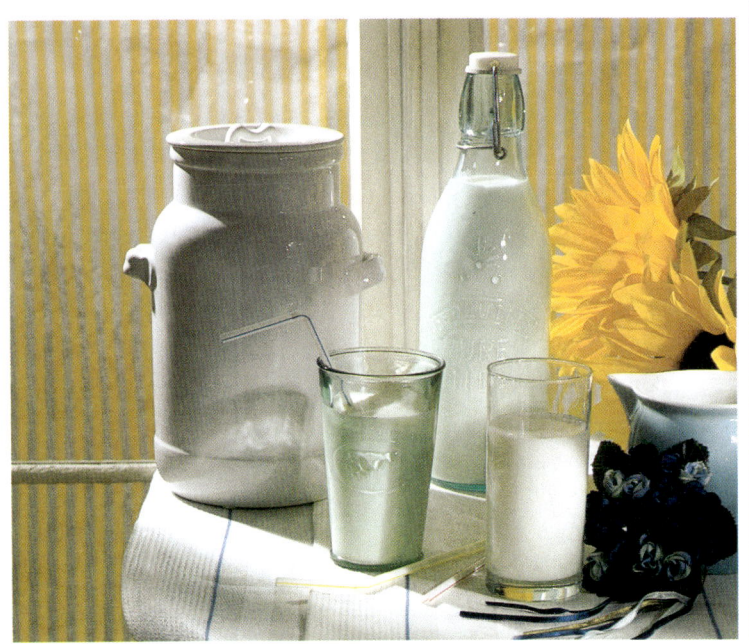

Schönheit kommt von innen

Wichtig für die Gesunderhaltung der Haut ist die Versorgung mit Vitaminen und Mineralstoffen: Die Widerstandsfähigkeit der Zellen wird erhöht, ihre Lebensdauer gesteigert.

Besonders Joghurt, Buttermilch und Kefir sind aufgrund ihrer darmreinigenden Wirkung prädestiniert als Nahrungsmittel, die von innen her schön machen. Zudem enthalten alle Sauermilchprodukte die hautfreundlichen Schönheitsvitamine A und E. Vitamin A ist das Schutzvitamin der Haut, denn es erhöht die Widerstandsfähigkeit der Zellen und steigert ihre Lebensdauer. Vitamin E hingegen gilt als wirkungsvolles Mittel gegen die so genannten freien Radikalen, die zerstörerisch in den Zellstoffwechsel eingreifen und die Haut vorschnell altern lassen. Kalzium ist nicht nur einer der wichtigsten Mineralstoffe für den Aufbau einer gesunden und schönen Haut. Es sorgt auch für stabile Zähne, Finger- und Zehennägel sowie kräftiges Haar. Darüber hinaus sind alle Sauermilchprodukte reich an den wertvollen Vitaminen der B-Gruppe, die dabei helfen, Hautstörungen vorzubeugen.

Die Fünf-Tage-Gesundheitskur

Ein guter Einstieg für diejenigen, die die geschmacklichen Varianten von Quark, Joghurt, Kefir und Buttermilch einmal kennen lernen und dabei auch ein oder zwei Pfunde verlieren möchten, bietet die Entschlackungskur über fünf Tage. Damit schaffen Sie nicht nur die Voraussetzungen für eine bessere körperlich-seelische Fitness, sondern auch für Ihre Hautgesundheit und -schönheit. Um Ihren Körper richtig zu entgiften, sollten Sie für die paar Tage der Kur auf die als Hautkiller bekannten Genussgifte Alkohol und Nikotin verzichten. Durch den Verzicht auf das Glas Bier oder Wein sparen Sie überdies auch überflüssige Kalorien. Koffein in Form von Kaffee und schwarzem Tee sollten Sie ebenfalls vom Speiseplan streichen. Durch die leichten Gerichte brauchen Sie keine zusätzlichen Hilfsmittel, um sich wach und leistungsfähig zu halten.

AM BALL BLEIBEN

Auch wenn Sie nach der Kur an Gewicht verloren haben und sich wieder fit und leistungsfähig fühlen, bleiben Sie am Ball. Ernährungssünden lassen sich nicht von heute auf morgen beseitigen, wenngleich die Wirkung von Quark, Joghurt, Buttermilch und Kefir relativ schnell einsetzt.

Bis sich ihr Stoffwechsel von Grund auf kuriert und regeneriert hat, können mehrere Wochen vergehen. Bleiben Sie daher Ihrer Ernährungsumstellung, in die Sie die gesunden Sauermilchprodukte einbauen, treu. Ihr Wohlbefinden und Ihr gutes Aussehen werden es Sie lohnen.

Bei der Fünf-Tage-Gesundheitskur gibt es jeden Tag drei Mahlzeiten. Sollten Sie zwischendurch Hunger haben, trinken Sie stilles Mineralwasser oder ungesüßten Kräuter- oder Früchtetee. Sollten Ihnen die Rezepte für die Zwischenmahlzeiten zu aufwendig sein, nehmen Sie einfach etwas frisch geschnittenes Rohkostgemüse wie Karotten, Radieschen oder Salatgurken. Alle Rezepte bis auf die Zwischenmahlzeiten sind für zwei Personen berechnet, können jedoch problemlos durch Verdoppelung der Zutaten für mehr Personen zubereitet werden.

Ruhe und Entspannung fördern den Erfolg der Kur. Ein paar Urlaubstage eignen sich sehr gut dafür.

ÜBERGEWICHTIGE BUNDESBÜRGER

In der Bundesrepublik und in Österreich gelten ca. 40 Prozent der Bevölkerung als übergewichtig. Diese Menschen leben gefährlich: An Lebererkrankungen und an den Folgen einer Zuckerkrankheit sterben Übergewichtige zweieinhalbmal öfter, bei Operationen doppelt so oft. Das Risiko einer Herzerkrankung liegt ca. 60 Prozent über dem Durchschnitt.

1. Tag

FRÜHSTÜCK: QUARKMÜSLI

400 g Magerquark
250 g Joghurt
mit 10 % Fett
10 EL feine
Haferflocken
2 mittelgroße,
säuerliche Äpfel
2 EL Sanddornsaft
2 EL Honig
4 EL geriebene
Haselnüsse

1
Den Quark mit dem Joghurt und den Haferflocken gut verrühren und 30 Minuten stehen lassen, damit die Haferflocken quellen können.

2
Reiben Sie die Äpfel und vermischen Sie sie mit dem Sanddornsaft und dem Honig.

3
Mischen Sie alles und überstreuen Sie das Müsli zum Abschluss mit den geriebenen Haselnüssen.

4
Trinken Sie dazu Früchtetee.

MITTAGESSEN: PELLKARTOFFELN MIT KRÄUTERJOGHURT

8 kleine, festkochende Kartoffeln
300 g Bioghurt mit
3,5 % Fett
2 Knoblauchzehen
2 EL frische
Gartenkräuter
Salz, Pfeffer
1 pochiertes Ei
pro Person

1
Setzen Sie die Pellkartoffeln auf. Während die Kartoffeln kochen, bereiten Sie die Joghurtsauce zu.

2
Mischen Sie dazu den Joghurt mit den gepressten Knoblauchzehen, den klein gehackten Kräutern, ein wenig Salz und frisch gemahlenem Pfeffer.

3
Dazu gibt es ein pochiertes Ei.

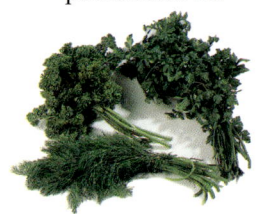

ABENDESSEN: MÖHRENROHKOST

Sie brauchen:

*6 mittelgroße
Möhren
2 TL Zitronensaft
Honig
300 g Bioghurt mit
3,5 % Fett
2 TL gemahlene
Mandeln
Zimt, Kardamom
1 Banane pro Person*

Als eines der ältesten tropischen Gewürze wurde der Zimt schon 3000 Jahre vor unserer Zeitrechnung in chinesischen Schriften erwähnt; er wirkt appetitanregend, magenstärkend und verdauungsfördernd.

Kardamom ist in unseren Breiten vor allem als Bestandteil von Gewürzmischungen bekannt; er hat eine magen- und herzstärkende Wirkung.

1
Schälen und raspeln Sie die Möhren.

2
Beträufeln Sie die Rohkost mit dem Zitronensaft und rühren Sie nach Belieben etwas Honig unter.

3
Verrühren Sie dann den Joghurt mit den Mandeln und je einer Messerspitze Zimt und Kardamom und ziehen Sie die Sauce unter die Rohkost.

4
Als Nachtisch gibt es eine Banane.

5
Dazu trinken Sie Mineralwasser oder Früchtetee.

TIPPS ZUM KOCHEN UND BACKEN MIT SAUERMILCHPRODUKTEN

✳ Pfannkuchenteig wird schön locker, wenn man ihn mit Buttermilch zubereitet. Damit die Buttermilch beim Aufkochen nicht gerinnt, sollte man sie im kalten Zustand mit Mehl binden. ✳ Magerquark macht die daraus hergestellten Saucen aufgrund des hohen Eiweißgehaltes dicker und sämiger.

Auf den nächsten Seiten finden Sie immer wieder Tipps und Tricks zum Kochen mit Sauermilchprodukten. Probieren Sie es einfach einmal aus!

ZWISCHENMAHLZEIT: ROHKOST MIT QUARK

Sie brauchen:

150 g Magerquark
Etwas Magerjoghurt
oder Buttermilch
Salz, Pfeffer
Gartenkräuter
Verschiedene
klein geschnittene
Rohkostgemüse

1

Magerquark mit Magerjoghurt oder Buttermilch sämig rühren.

2

Mit wenig Salz und Pfeffer und den klein gehackten

Gartenkräutern abschmecken.

3

Das Gemüse, z. B. Karotten, Sellerie, Brokkoli, Blattsalat, Gurken, Tomaten oder Zwiebeln untermischen.

TIPPS ZUM KOCHEN UND BACKEN MIT SAUERMILCHPRODUKTEN

✳ Legen Sie Wild- oder Rindfleisch vor der Zubereitung in Joghurt ein; so wird es besonders zart.

✳ Verwenden Sie Quark zum Lockern von Fleischteigen; dies ist besonders kalorienarm.

2. Tag

FRÜHSTÜCK: BIRCHERMÜSLI MIT JOGHURT

Sie brauchen:

2 EL Haferflocken
3–4 TL Wasser
1 Flasche
Trinkjoghurt
2 TL Zitronensaft
2 EL Honig
2 geriebene Äpfel

1

Die Haferflocken mit dem Wasser verrühren und 10 Minuten quellen lassen.

2

Vermischen Sie währenddessen den Joghurt mit Zitronensaft und Honig

und geben Sie ihn dann gemeinsam mit den geraspelten Äpfeln zu den Haferflocken.

3

Das Müsli können Sie auch mit gehackten Nüssen anreichern und verfeinern.

MITTAGESSEN: AUBERGINEN MIT JOGHURT

1
Heizen Sie den Backofen auf 180 °C vor.

2
Die Aubergine auf einem Stück Alufolie etwa 1 Stunde backen. Danach sollte das Fruchtfleisch weich und die Haut aufgeplatzt sein.

3
Geben Sie das Fruchtfleisch in eine große Schüssel und zerdrücken Sie es mit einer Gabel zu einem feinen Mus.

4
Hacken Sie die Hälfte der Zwiebel klein.

5
Geben Sie anschließend die fein gehackten Zwiebeln, den gehackten Knoblauch, den fein gewiegten Dill, den Zitronensaft und den Joghurt zu dem Auberginen-

fruchtfleisch und vermischen Sie es gut miteinander.

6
Nach Geschmack salzen und pfeffern und anschließend ½ Stunde lang kühl stellen.

7
Inzwischen die andere Hälfte der Zwiebel in feine Scheiben schneiden, Öl in einer Pfanne erhitzen und die Zwiebelscheiben darin auf kleiner Flamme leicht anbräunen.

8
Verteilen Sie die gebräunten Zwiebelscheiben über die Auberginen-Joghurt-Mischung. Sofort servieren.

9
Dazu trinken Sie gekühlten Pfefferminztee oder Mineralwasser.

*1 mittelgroße Aubergine
1 große Zwiebel
1 Knoblauchzehe
1 TL frischer Dill
½ TL Zitronensaft
125 g Joghurt
Salz, Pfeffer
3 EL Olivenöl*

Sie brauchen:

2 Knoblauchzehen
½ Salatgurke
250 g Joghurt
1 EL Olivenöl
Salz, Pfeffer

ABENDESSEN: TSATSIKI

1
Reiben Sie eine Salatschüssel mit einer durchgeschnittenen Knoblauchzehe aus.

2
Salatgurke schälen und hobeln, mit Joghurt und Öl mischen.

3
Mit wenig Salz und Pfeffer und dem gehackten oder gepressten Knoblauch würzen.

4
Dazu gibt es Knäckebrot und Früchtetee.

GESUNDE KNOLLE

Knoblauch enthält reichlich Vitamine, Fermente und Sulfide. Roh genossen, wirkt er antiseptisch auf die Verdauungsorgane, senkt Blutdruck und Cholesterinspiegel, verringert den Blutzucker bei Diabetikern und erweitert die Blutgefäße bei Arteriosklerose. Knoblauch eignet sich ausgezeichnet für Frühjahrskuren.

Sie brauchen:

1 Bund Selleriestangen
200 g Magerquark
Etwas Joghurt
Salz, Pfeffer

ZWISCHENMAHLZEIT: QUARKSELLERIE

1
Raspeln Sie den Sellerie und mischen Sie ihn unter den Quark.

2
Mit etwas Joghurt sämig rühren und mit wenig Salz und Pfeffer aus der Mühle würzen.

3
Diese Zubereitung können Sie auch verdünnt mit etwas mehr Joghurt als Sauce zu Salaten reichen.

3. Tag

FRÜHSTÜCK: NUSSJOGHURT UND TOMATENBROT

Senf gehört zu den gesündesten Gewürzen. In Speisen enthaltenes Fett wird viel rascher und gründlicher verdaut, wenn man Senf dazu isst. Fette Nahrung passiert Magen und Darm dann schneller; bei älteren Menschen wird durch diese Verdauungshilfe auch der Kreislauf entlastet. Dass Senf Sodbrennen oder gar Magengeschwüre verursacht, konnte bislang nicht belegt werden.

Sie brauchen:

150 g Bioghurt mit 3,4% Fett
1 TL gehackte Nüsse
Knäckebrot
Senf
Tomatenscheiben

1
Mischen Sie den Joghurt mit den Nüssen.

2
Bestreichen Sie das Brot mit dem Senf,

darauf legen Sie die Tomatenscheiben.

3
Als Getränk gibt es Früchte- oder Malventee.

TIPPS ZUM KOCHEN UND BACKEN MIT SAUERMILCHPRODUKTEN

* Ersetzen Sie Sahne beim Ablöschen des Bratensatzes durch Joghurt. Geben Sie Joghurt jedoch erst nach dem Kochen zu, ansonsten gerinnt er. Auch in Aufläufen und Omelette ist Joghurt ein leichter und schmackhafter Ersatz für Sahne oder Milch.
* Verwenden Sie anstatt Mayonnaise, Remoulade oder Crème fraîche kalorienarmen Kefir oder Quark. Beide kann man nach Belieben würzen.

Sahne, Mayonnaise oder Crème fraîche können Sie durch die deutlich kalorienärmeren Sauermilcherzeugnisse Joghurt, Quark oder Kefir ersetzen.

MITTAGESSEN: KARTOFFELSALAT

6 Kartoffeln
1 Bund Radieschen
4 Tomaten
250 g Magermilch-
joghurt
1 TL Distelöl
1 Bund Schnittlauch
1 Bund Petersilie
1 kleine Zwiebel
Zitronensaft
Salz, Pfeffer

Zu den ältesten Gemüsen und Würzmitteln gehören die Lauch-gewächse, allen voran Zwiebel und Schnittlauch. Beide Gewächse sind wertvolle Vitaminspender; sie enthalten zahlreiche Vitamine und Mineralstoffe.

1

Schneiden Sie die gekochten und geschälten Kartoffeln in Scheiben. Putzen und hobeln Sie die Radieschen ganz fein.

4

Schmecken Sie die Sauce mit Zitronensaft, etwas Salz und Pfeffer und der fein gehackten Zwiebel ab.

2

Die Tomaten häuten, achteln und alles miteinander vermischen.

5

Heben Sie die Salat-zutaten darunter und lassen den Salat ½ Stunde lang ziehen.

Zwiebel und
Schnittlauch wirken
verdauungsfördernd,
Blut bildend und
-reinigend

3

Verrühren Sie das Öl mit dem Joghurt und mengen Sie die fein gehackten Kräuter darunter.

6

Als Getränk empfiehlt sich Mineralwasser oder Kräutertee.

TIPPS ZUM KOCHEN UND BACKEN MIT SAUER-MILCHPRODUKTEN

✳ Wenn Sie Quark zum Kuchenbacken verwenden möchten, lassen Sie ihn einige Stunden vorher auf einem Sieb gut abtropfen. Je trockener der Quark verarbeitet wird, desto besser ist das Backergebnis.

ABENDESSEN: BULGARISCHE FRÜHLINGSSUPPE

Sie brauchen:

3–4 EL Pflanzenöl
Mehl
1 l Fleischbrühe
Gartenkräuter
1–2 Blätter Minze
Salz, Pfeffer, Muskat
2–3 Eigelb
¼ l Kefir

1
Erhitzen Sie das Öl in einem Topf und geben Sie unter Rühren Mehl hinzu, bis sich das Gemisch dunkel färbt.

2
Löschen Sie die Einbrenne mit Fleischbrühe ab und geben Sie die klein gehackten Gartenkräuter hinzu.

3
Suppe kurz aufkochen, mit Salz, Pfeffer und Muskat abschmecken und vom Herd nehmen.

4
Verquirlen Sie das Eigelb und rühren Sie es unter.

5
Dann verrühren Sie den Kefir in einer Suppenschüssel und geben die Suppe darüber.

6
Dazu passt Mineralwasser.

MINZE

Minze erhält man im Handel entweder frisch oder getrocknet. Dosieren Sie vorsichtig – nicht jeder mag den intensiven Geschmack beim ersten Kennenlernen.

ZWISCHENMAHLZEIT: GESUNDHEITSTRUNK

Sie brauchen:

1 Banane
Saft einer Orange
150 g Joghurt
1 Eigelb
Honig

1
Banane mit Gabel zerdrücken und Orangensaft, Eigelb und Honig vermischen.

2
Zum Schluss rühren Sie den Joghurt unter. Gut schütteln und servieren.

4. Tag

FRÜHSTÜCK: BEERENMÜSLI

6 EL kernige
Haferflocken
Saft von zwei
Orangen
300 g Beerenfrüchte
300 g Naturjoghurt
mit 3,5% Fett
Ingwerpulver

1

Vermischen Sie die Hafer-
flocken mit dem Orangen-
saft und lassen sie Sie
10 Minuten lang quellen.

2

Verrühren Sie dann die
Beeren (nach Saison und

Geschmack) mit dem
Joghurt. Mit einer
Prise Ingwer
abschmecken.

3

Heben Sie die
Haferflocken unter die
Joghurtmischung.

MITTAGESSEN: KEFIRZUCCHINI

500 g Zucchini
3 EL Speiseöl
3 EL trockenen
Weißwein
1 Messerspitze Senf
Salz
schwarzen Pfeffer
¼ l Kefir

1

Die Zucchini waschen
und in feine Scheiben
schneiden.

2

In ⅛ l Salzwasser
5 Minuten kochen lassen
und abseihen.

3

Verrühren Sie das Öl mit
dem Wein und schmecken
Sie das Gemisch mit Salz,
Pfeffer aus der Mühle
und Senf ab.

4

Rühren Sie dann den
Kefir ein und geben Sie
die Sauce über die
Zucchinischeiben.
Gekühlt servieren.

6

Als Getränk empfiehlt
sich Mineralwasser.

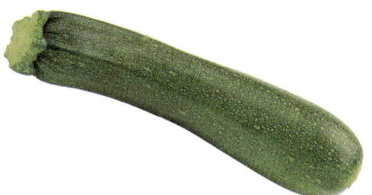

TIPPS ZUM KOCHEN UND BACKEN MIT SAUERMILCHPRODUKTEN

✳ Joghurt sollte grundsätzlich immer Raumtemperatur haben, bevor Sie ihn zum Kochen und Backen verwenden. Rühren Sie ihn kurz mit einer Gabel durch, bevor Sie ihn unter die übrigen Zutaten heben. Geben Sie Joghurt möglichst bei niedrigen Temperaturen zu und garen Sie ihn nur kurz.

Die Joghurtkulturen sind sehr temperaturempfindlich. Lassen Sie Joghurt nie wärmer als 49 °C werden; darüber sterben die Joghurtbakterien ab.

ABENDESSEN: ROSENKOHL MIT JOGHURT

Sie brauchen:

350 g Rosenkohl
1 Prise Muskat
Salz, Pfeffer
125 g Joghurt
1 ½ EL geröstete Mandelblättchen
3 EL geriebener Parmesan

1
Den Ofen auf 180 °C vorheizen.

2
Schneiden Sie die äußeren losen Blätter sowie die Strünke von den Rosenkohlröschen.

3
Danach waschen und 15–20 Minuten lang in Salzwasser gar kochen.

4
Den Rosenkohl abtropfen lassen und in eine gebutterte Auflaufform geben.

5
Mit Muskat, Salz und Pfeffer würzen, den Joghurt darüber gießen und alles mit Parmesan und gerösteten Mandelblättchen bestreuen.

6
15 Minuten bei 180 °C im Ofen backen, bis die Oberfläche schön gebräunt ist.

7
Heiß servieren. Kräutertee oder Mineralwasser dazu trinken.

ZWISCHENMAHLZEIT: ROHKOST MIT PIKANTEM CHILIDIP

Sie brauchen:

¹⁄₁₆ l Chilisauce
125 g Joghurt
1 Spritzer
Worcestersauce
Salz, Pfeffer
1 Knoblauchzehe
Gehacktes
Zwiebelgrün
Gehacktes
Rohkostgemüse

1
Verrühren Sie sämtliche Zutaten miteinander und stellen Sie die Sauce zum Andicken 30 Minuten in den Kühlschrank.

2
Geben Sie sie anschließend über Rohkostgemüse Ihrer Wahl und nach Saison.

TIPPS ZUM KOCHEN UND BACKEN MIT SAUERMILCHPRODUKTEN

✳ Joghurt und Quark passen mit allen Obstsorten zusammen bis auf Kiwis. Diese enthalten das Enzym Aktidin, das Milchprodukte bitter macht.

5. Tag

FRÜHSTÜCK: BANANENJOGHURT

Sie brauchen:

2 kleine Bananen
2 Eigelb
2 TL Honig
300 g Magermilch-
joghurt
1 EL kernige
Haferflocken

1
Zerdrücken Sie die Bananen mit einer Gabel und rühren Sie Eigelb und Honig unter.

2
Vermischen Sie das Ganze mit dem Joghurt.

3
Rösten Sie die Haferflocken in einer Pfanne ohne Fett und streuen Sie sie darüber.

4
Dazu gibt es Früchte- oder Malventee.

MITTAGESSEN:
KAUKASISCHE TOMATENSUPPE

1 kg Tomaten
50 g Butter
1 l Fleischbrühe
150 g Bauchspeck
2 Zwiebeln
Braunen Zucker
Salz
Pfeffer
0,1 l Kefir
1 Bund Petersilie

1

Die Tomaten waschen, mit heißem Wasser überbrühen, häuten und in Viertel schneiden.

2

Erhitzen Sie die Butter und geben Sie die Tomaten dazu. Nach 5 Minuten gießen Sie die Fleischbrühe hinzu und lassen das Ganze 10 Minuten lang köcheln.

3

Passieren Sie die Suppe durch ein Sieb.

4

Würfeln Sie den Bauchspeck und braten ihn an, bis das Fett ausgeschwitzt ist.

5

Geben Sie die klein gehackten Zwiebeln dazu und braten sie hellgelb an. Die Tomatensuppe hinzufügen und alles etwa 20 Minuten lang auf kleiner Flamme köcheln.

6

Mit wenig Salz, Pfeffer aus der Mühle und einer Prise Zucker abschmecken. Den Kefir unterrühren.

7

Die Suppe mit fein gewiegter Petersilie bestreuen und heiß servieren.

8

Dazu empfiehlt sich Mineralwasser.

PETERSILIE

Petersilie gehört zu den gesündesten Küchenkräutern. Die frischen Blätter enthalten viele Vitamine (Vitamin C, Vitamine der B-Gruppe, Karotin) und Mineralstoffe (Kalium, Kalzium, Magnesium, Eisen, Phosphor).

ABENDESSEN:
GEFÜLLTE TOMATEN MIT CURRYQUARK

300 g Speisequark
1EL Bioghurt
1 TL Honig
½ TL Salz
2 TL Zitronensaft
Abgeriebene Schale
½ unbehandelten
Zitrone
2 Messerspitzen
Currypulver
2 Messerspitzen
mittelscharfen Senf
1 TL Dillspitzen
4 Fleischtomaten
Salz

1

Vermischen Sie den Quark mit dem Joghurt und geben Sie nacheinander die Gewürze und Kräuter hinzu.

2

Waschen Sie die Tomaten und schneiden Sie die

Deckel ab. Höhlen Sie sie mit einem Löffel aus und salzen Sie sie innen. Geben Sie dann die Füllung hinein.

3

Dazu empfiehlt sich Früchtetee oder Mineralwasser.

ZWEI EINFACHE TAGESKUREN

Zwei Varianten, die ohne große Vorbereitungen durchzuführen sind: ein Quark- oder ein Buttermilchtag. Dies ist dann angezeigt, wenn Sie sich müde oder schlapp fühlen. Der Quark hilft Ihnen und Ihrem Stoffwechsel dabei, wieder auf Touren zu kommen.

* **Quarktag:** Vermischen Sie 800 g Magerquark mit etwas Milch oder Joghurt, bis er sämig ist. Geben Sie dann etwa 700 g zerkleinertes frisches Obst der Saison hinzu und schmecken Sie

alles mit Honig, Joghurt oder Milch und etwas Vanille ab. Verteilen Sie den Quark auf fünf Mahlzeiten über den Tag. Sie können auch für jede Quarkmahlzeit eine andere Obstart wählen.

* **Buttermilchtag:** Vier Bananen zerdrücken und in einen Liter Buttermilch einrühren. Verteilen Sie die Buttermilch auf drei Mahlzeiten. Sowohl Buttermilch als auch Bananen sind ausgesprochen verdauungsfördernd.

... ist eine vorzügliche Eiweißquelle und reich an hautfreundlichen Vitaminen sowie wertvollen Mineralstoffen.

ZWISCHENMAHLZEIT: JOGHURT-JULEP

Sie brauchen:

250 g Joghurt
⅛ l kaltes Wasser
1 TL frische
gehackte Minze
Salz

1

Alle Zutaten mit einem
Mixer oder einem Schnee-
besen glatt rühren.

2

Gießen Sie den Julep
über Eiswürfel und
servieren Sie sofort.

Schöne Haut mit Quark, Joghurt und Buttermilch

Bananen und Buttermilch...

Das offensichtlichste Schönheitsmerkmal ist unsere Haut. Sie
ist ein Seismograf unserer seelischen Befindlichkeit, zeigt wie
wir mit uns und unseren Problemen umgehen, schlägt aus,
wenn wir uns zu viel zumuten und innere Prozesse nicht verarbeiten. Die Hautbeschaffenheit ist bei jedem Menschen un-
terschiedlich und die Neigung zu einem bestimmten Hauttyp
hängt stark mit der Veranlagung zusammen; doch bei jedem ist
die Haut das stärkste Ausdrucksmittel. Denn nicht nur über
unsere seelische Befindlichkeit, auch über unseren Gesund-
heitszustand sagt sie eine Menge aus. An der Haut erkennt
man, wie gut der Stoffwechsel eines Menschen funktioniert,
und nicht zuletzt, wie er sich ernährt: Ernährungssünden
spiegelt sie sofort in Form von Unreinheiten, Pickeln, Falten
und anderen Makeln wider.

*... enthalten zahl-
reiche Vitamine
und Mineralstoffe.
Bananen sind zudem
reich an wertvollen
Kohlenhydraten,
Buttermilch an
Eiweiß und Lezithin.*

Eine Aura der Makellosigkeit

Die Frage nach dem wichtigsten Schönheitsmerkmal einer
Frau beantwortet jeder zweite Mann mit einer schönen glatten
Haut. Und auch Frauen mögen sich am liebsten in einer wohl-
gepflegten, gesunden und möglichst unversehrten Körper-
hülle. Schöne Haut verleiht eine Aura der Makellosigkeit.
Nicht umsonst haben sich schöne und mächtige Damen seit

Die Haut ist das größte Organ des Menschen. Sie ist Organ des Tast-, Schmerz- und Wärmesinnes, sie reguliert die Körpertemperatur, bietet Schutz und hat große Bedeutung im Kontakt mit anderen Menschen und für das eigene Wohlbefinden.

alters her um einen blühenden Teint bemüht und gingen mit ihren Schönheitsrezepturen sogar in die Geschichte ein. In dieser traditionellen Kosmetik – einer Naturkosmetik – haben Sauermilchprodukte ihren festen und hoch geschätzten Platz. Sie ergänzen auf sinnvolle Weise eine gesunde Ernährung, die die Haut von innen pflegt.

NICHT NUR ESELSMILCH MACHT SCHÖN

Die Schönheit der in Eselsmilch badenden Kleopatra ist legendär. Doch auch ganz normale Sauermilchprodukte waren schon bei den Damen des klassischen Altertums als Schönheitsmittel beliebt.

So berichtete der römische Naturforscher Plinius der Ältere fasziniert von den adligen Perserinnen, die sich mit Joghurtmassagen einen blühenden faltenfreien Teint erhielten.

Später wurden bei den edlen Damen an deutschen und österreichischen Höfen Quarkpackungen geschätzt, und von der französischen Königin Marie Antoinette ist verbürgt, dass sie sich ihr Gesicht jeden Tag mit Buttermilch rein wusch.

In Würde altern

Sauermilchprodukte sind für jeden Hauttyp gut verträglich und entwickeln bei Problemtypen, wie unreiner oder empfindlicher Haut, ihre beruhigende und entzündungshemmende Wirkung. Versetzt mit Kräutern oder Früchten können bestimmte Hautprobleme ganz gezielt behandelt werden. Abgespannte, trockene Haut, aber auch die normale Haut profitiert von den pflegenden Fetten in Quark und Joghurt.

Nun gelingt es auch den besten und teuersten Kosmetika nicht, Falten zu verhindern oder wegzuzaubern. Das soll auch nicht ihr Anliegen sein. Schließlich gehört das Altern in Wür-

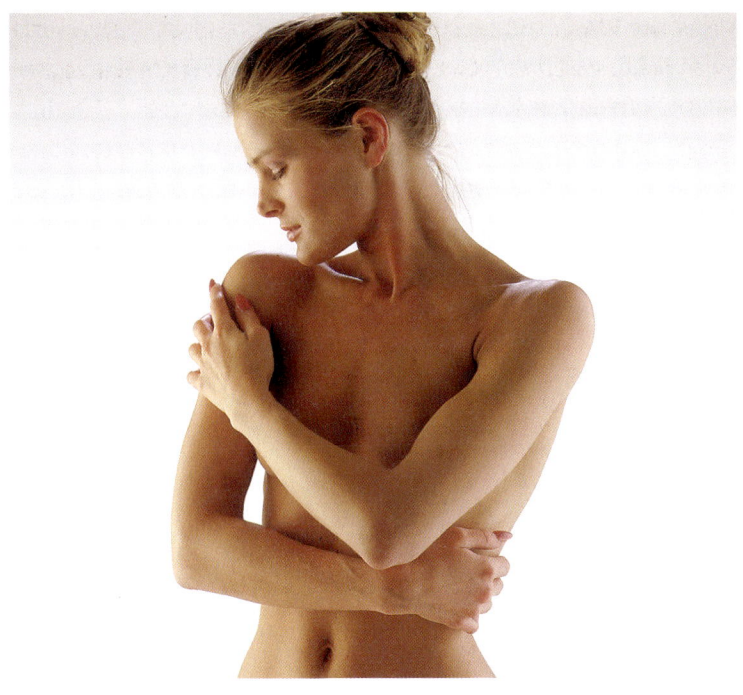

Pflegemittel hel-
fen, den Feuchtig-
keits- und Fett-
haushalt der Haut
zu regulieren, doch
die Folgen von
falscher Ernährung
können sie nicht
beheben. Unser
Schutzschild muss
auch von innen
gepflegt werden.

de zu jedem ausgefüllten Leben dazu; jede Linie im Gesicht ist die Spur eines gelebten Lebens. Doch kann jeder von uns dafür sorgen, dass die Haut bis ins hohe Alter gepflegt aussieht, dass aus Falten keine Runzeln werden und Hautschädigungen vorgebeugt wird.

*Regelmäßige Haut-
pflege ist nicht nur
aus hygienischen
Gründen wichtig;
sie trägt auch zu
unserem Wohlbe-
finden bei und kann
die Entstehung von
Hautkrankheiten
verhindern.*

Was Quark & Co. alles können

Kosmetika auf der Grundlage von Quark, Joghurt, Buttermilch oder Kefir sind aus verschiedenen Gründen zu empfehlen. Sie führen der Haut von außen Feuchtigkeit und wichtige Nährstoffe zu; sie sind einfach und günstig herzustellen und enthalten keine Konservierungsstoffe; sie sind sehr vielseitig, denn mischt man die Sauermilchprodukte mit bestimmten pflanzlichen Stoffen, so können Sie damit auch bestimmte Hautprobleme ganz gezielt angehen.

Beachten Sie jedoch: Auch wenn die nachfolgenden Rezepturen alle aus natürlichen Grundstoffen ohne künstliche Zusätze hergestellt werden, sollten sie bei einer Neigung zu empfindlicher Haut oder zu allergischen Reaktionen vorab einen Verträglichkeitstest durchführen. Geben Sie das jeweilige Sauermilchprodukt in die Armbeuge und lassen Sie es fünf Minuten lang einwirken.

Achtung!

Wenn Sie eine empfindliche Haut haben , sollten Sie vor der Verwendung von Sauermilchprodukten prüfen, ob Sie nicht allergisch reagieren.

Wenn sich dabei geringste Reizungen zeigen, sollten Sie auf Rezepturen mit diesem Produkt verzichten und auf ein anderes ausweichen.

Bei der Pflege mit natürlichen Kosmetika aus Rohstoffen, die die Haut nicht reizen und auf den speziellen Hauttyp abgestimmt sind, lassen sich sehr gute Erfolge erwarten. Denken Sie jedoch daran, dass natürliche Schönheitsmittel nur selten im Schnellverfahren wirken. Ein wenig Konsequenz und Durchhaltevermögen sind schon erforderlich.

PFLANZLICHE ZUTATEN UND IHRE WIRKUNG

Die folgenden Früchte, Gemüse und Kräuter haben gemeinsam mit Sauermilchprodukten eine zusammenziehende (adstringierende) Wirkung auf die Haut und eignen sich daher besonders bei fettiger und Mischhaut:

* Karotte, Gurke, Tomate, Kartoffel
* Birne, Erdbeere, Apfel, Zitrone, Orange
* Holunder, Fenchel, Zitronengras, Salbei, Rosmarin, Brennnessel, Schwarzwurz, Schafgarbe, Petersilie, Pfefferminze, Kornblume, Kleeblüte

Nährend und pflegend bei eher trockener Haut wirken die folgenden pflanzlichen Grundstoffe:

* Aprikose, Avocado, Banane, Feige, Artischocke, Kokosnuss, Weintrauben
* Kamille, Hagebutte, Orangenblüten

Gesichtspflege für jeden Hauttyp

Morgens nach dem Aufstehen und abends vor dem Einschlafen sollte grundsätzlich eine schonende Tiefenreinigung auf dem Plan stehen. Das Entfernen von Stoffwechselschlacken ist von entscheidender Bedeutung für die Erhaltung und Wiederherstellung einer gesunden und schönen Haut. Buttermilch ist das ideale Reinigungsmittel. Es tonisiert und ersetzt damit das Gesichtswasser. So bleibt der Säureschutzmantel der Haut intakt und Hautfunktionen bleiben in Gang.

Bei trockener oder empfindlicher Haut sollten Sie tagsüber stets eine pflegende Creme verwenden. Ansonsten gibt es für alle Hauttypen eine Reihe von Masken und Packungen, die Sie nach der abendlichen Reinigung auftragen können. Denn nachts regeneriert sich die Haut und befreit sich von den Stoffwechselprodukten, die sich den Tag über im Gewebe angesammelt haben.

Bestimmen Sie Ihren Hauttyp

Um Ihre Schönheitspflege gezielt danach auszurichten, was Ihnen am zuträglichsten ist, sollten Sie über Ihren Hauttyp Bescheid wissen. Mit dem folgenden Test können Sie Ihren Typ bestimmen. Dazu brauchen Sie ein frisches Handtuch, ein Kleenex oder ein Seidenpapier und ca. zwei Stunden Zeit:

✳ Reinigen Sie Ihr Gesicht gründlich mit warmem Wasser und trocknen Sie es anschließend mit einem Handtuch ab.

✳ Tragen Sie keine Creme auf und lassen Sie Ihr Gesicht zwei Stunden lang unbehandelt; vermeiden Sie auch Einflüsse wie Ruß, Staub oder Zugluft auf die Haut, da sie das Ergebnis verfälschen könnten.

✳ Drücken Sie dann das Kleenex oder das Seidenpapier an Ihr Gesicht, so dass es vollkommen bedeckt ist. Lassen Sie es für etwa eine Minute auf Ihrem Gesicht liegen und nehmen Sie es dann wieder ab.

Die Pflege der Haut sollte sich auf jeden Fall danach richten, ab man eine trockene, normale oder fettige Haut hat. Ihren Hauttyp können Sie mit einem einfachen Test selbst bestimmen.

117

* Sehen Sie sich jetzt die Abdrücke auf dem Papier an:
  - Abdruck der Nase: normale Haut
  - Abdrücke von Stirn, Wangen, Nase und Kinn: fettige Haut
  - Abdrücke von Stirn und Nase: Mischhaut
  - Keine Abdrücke: trockene Haut
  - Sollten sich Rötungen oder andere Irritationen auf Ihrem Gesicht zeigen, haben Sie eine empfindliche Haut.
* Das Pflegeprogramm für die reife Haut richtet sich an
  - Menschen über 40 mit normaler Haut
  - Menschen ab Ende 30 mit extrem trockener Haut.

Masken und Packungen

Pflegen Sie Ihre Haut regelmäßig. Nehmen Sie sich ein- bis zweimal pro Woche Zeit, um eine entspannende und pflegende Maske oder Packung aufzulegen.

Bei den meisten Pflegeempfehlungen mit Sauermilchprodukten handelt es sich um Masken oder Packungen. Für diese rührt man Joghurt oder Quark mit Honig, Eigelb, Gemüse oder Obst, Leinsamen und anderen hautfreundlichen natürlichen Stoffen an. Wohingegen eine Maske die Haut während der Anwendung luftundurchlässig verschließen soll, lässt die Packung Luft an die Haut. Die Maske beruhigt, strafft, nährt und regt die Durchblutung der Haut an. Die Packung belebt, erfrischt und erweitert die Hautporen. Bevor Sie eine Maske oder Packung auftragen, sollten Sie Ihr Gesicht mit Hals und Dekolletee stets gründlich gereinigt haben. Masken und Packungen sollten mindestens ein- bis zweimal pro Woche aufgetragen werden, damit sich ihre Wirkung entfalten kann.

* Legen Sie sich vor dem Auftragen alles zurecht, was Sie brauchen: Ein Haarband oder ein Handtuch, um die Haare aus dem Gesicht zu entfernen, einen dicken Naturhaarpinsel zum Auftragen der Maske oder Packung, Wattepads sowie zwei weitere Handtücher für danach.
* Masken oder Packungen sollten Gesicht, Hals und Dekolletee bedecken.
* Tragen Sie die Paste im Gesicht von der Kinnmitte aus auf.

Sparen Sie dabei die Augen großzügig aus, damit diese nicht gereizt werden.

✳ Den Hals streichen Sie immer von unten nach oben ein – damit fördern Sie den Fluss der Lymphflüssigkeit unter der Haut und straffen das Gewebe an Hals und Kinn.

Normale Haut

Die normale Haut ist vollkommen gesund und stellt gewissermaßen den »Idealzustand« eines Hautbildes dar. Charakteristisch ist ihr makelloses, beinahe leuchtendes Aussehen. Die Talg- und Schweißdrüsen arbeiten ausgeglichen. Nur selten gibt es Grund zur Klage über Mitesser und andere Hautunreinheiten. Die Haut ist feinporig, ihr Feuchtigkeitsgehalt und ihre Spannkraft sind ausgewogen. Normale Haut zeigt weder trockene noch fette Tendenzen, sie ist rosig und gut durchblutet.

Ab etwa dem 25. Lebensjahr sondern die Talgdrüsen der Haut weniger Talg ab. Dies bedeutet, dass die Haut mit zunehmendem Alter trockener wird.

REINIGENDES MANDEL-JOGHURT-PEELING

Sie brauchen:

Mandelkleie (aus der Drogerie) Joghurt

1
Einige Esslöffel Mandelkleie mit so viel Joghurt vermischen, dass eine nicht zu dünnflüssige Paste entsteht, die sich leicht auftragen lässt.

2
Mit den Fingerspitzen in kreisenden Bewegungen sanft auf Gesicht und Dekolletee massieren.

3
Lassen Sie das Peeling leicht antrocknen. Anschließend mit warmem Wasser gründlich abspülen und danach die Haut mit kaltem Wasser erfrischen, damit sich die Poren schnell wieder zusammenziehen.

DURCHBLUTUNGSFÖRDERNDE JOGHURT-BIERHEFE-MASKE

Sie brauchen:

Joghurt
Bierhefe (aus dem
Reformhaus)

1

Joghurt mit einigen
Teelöffeln Bierhefe
vermengen, so dass eine
dickflüssige Paste entsteht.

2

Die Paste gleichmäßig
auf Gesicht, Hals und
Dekolletee auftragen.
Einwirken lassen.

3

Wenn die Maske nach
20–30 Minuten getrocknet
ist, mit lauwarmem
Wasser abspülen.

4

Sollte die Haut unter den
Augen zur Trockenheit
neigen, tragen Sie vorher
etwas Pflanzenöl auf.

JOGHURT-EI-FEUCHTIGKEITSMASKE

Sie brauchen:

Joghurt
1 Eigelb

1

Einen Esslöffel Joghurt mit
einem Eigelb vermengen
und gut durchrühren.

2

Die Maske gleichmäßig

auf Gesicht, Hals und
Dekolletee streichen.

3

Nach ½ Stunde mit
warmem Wasser
gründlich abspülen.

DER WASSERMANTEL DER HAUT

Der Wasseranteil der Haut sinkt im Durchschnitt von 13 Prozent beim Kind auf weniger als sieben Prozent beim alten Menschen. Dies steht im Zusammenhang mit der geringer werdenden Hautfettproduktion.

ERFRISCHENDE UND NÄHRENDE QUARK-HONIG-PACKUNG

1

Alle Zutaten gut verrühren.

2

Auf Gesicht, Hals und Dekolletee gleichmäßig auftragen.

3

20 Minuten einwirken lassen.

4

Das Gesicht lauwarm abwaschen.

Sie brauchen:

3 EL Sahnequark
1 Eigelb
½ TL Honig
1 TL Weizenkeim-
flocken
½ TL Zitronensaft
1 TL Sahne

STRAFFENDE BIRNEN-JOGHURT-PACKUNG

1

Entkernen und entstielen Sie die Birne und zerdrücken Sie sie mit einer Gabel.

2

Verrühren Sie das Fruchtfleisch mit etwa 50 g Joghurt und tragen Sie die Packung auf Gesicht, Hals und Dekolletee auf.

3

Lassen Sie die Packung mindestens 20–30 Minuten lang einwirken.

4

Nach dieser Einwirkzeit nehmen Sie die Birnen-Joghurt-Packung mit feuchten Wattepads wieder ab.

Sie brauchen:

1 kleine, reife Birne
Ca. 50 g Joghurt

Fette oder unreine Haut

Fette, ölige und schlecht durchblutete Haut neigt aufgrund ihrer übermäßigen Fettabsonderung zu erweiterten Poren und zur Bildung von Mitessern und Pickeln. Stirnpartie, Nase, Wangen und Kinn sind alle gleichermaßen ölig. Typisch für diesen Hauttyp ist auch seine Großporigkeit und die starke Unterpolsterung mit Fettgewebe, wodurch die Haut nach außen hin straff und eher grob strukturiert, an der empfindlichen Augenpartie jedoch zart und durchsichtig wirkt.

Bei der fettigen Haut sondern die Talgdrüsen vermehrt Fett ab. Dabei erweitern sich die Poren; die Haut erscheint glänzend: Pflegemittel sollten entfettende Wirkstoffe enthalten.

Die übermäßige Fettproduktion kann angeboren, aber auch durch psychische Probleme, vitaminarme Ernährung, Blutarmut oder eine schlechte Verdauung bedingt sein. Nahrungsmittel, die dem Stoffwechsel nicht zuträglich sind, führen zur Ansammlung von Schlacken im Blut und damit zu den typischen Unreinheiten. Daher sollten Sie bei diesem Hauttyp verstärkt auf Ihre Ernährung achten.

Auf den folgenden Seiten erhalten Sie Tipps für die Pflege fetter und unreiner Haut. Die »kosmetische« Behandlung kann jedoch nur flankierend und unterstützend wirken. Sie sollten bei diesem Hauttyp vor allem auf Ihre Ernährung achten. Vermeiden Sie insbesondere Produkte, die mit weißem Zucker hergestellt werden (Süßigkeiten aller Art). Ebenso sollten Sie fettreiche Nahrungsmittel von Ihrem Speisezettel streichen. Alkohol, scharfe Gewürze oder Würzmischungen und saure Lebensmittel fördern die Bildung von Pickeln und Mitessern.

SAISONABHÄNGIGE PFLEGE

Im Allgemeinen ist die fette Haut sehr empfindlich und benötigt viel Pflege, um die übermäßige Tätigkeit der Talgdrüsen zu reduzieren und Hautunreinheiten entgegenzuwirken. Denn je mehr man von außen versucht, die Haut auszutrocknen, desto intensiver ist ihre Gegenreaktion, die hier zu einer Hypersekretion der Talgdrüsen führt.

Im Sommer und bei heißer Witterung nimmt die Talgproduktion der Haut übrigens zu, im Winter ab – dies sollten Sie bei Ihren Pflegemaßnahmen mit berücksichtigen.

REINIGENDE ZITRONENBUTTERMILCH

100 ml Buttermilch
1 EL frisch gepress-
ter Zitronensaft
1 EL Honig

1
Buttermilch mit Zitronen-
saft und Honig in einer
Flasche kräftig schütteln.

3
Einige Minuten einwirken
lassen und dann
lauwarm abwaschen.

2
Einen Wattebausch mit
der Reinigungsmilch
tränken und Gesicht,
Hals und Dekolletee
großzügig damit
reinigen.

4
Diese Lotion stärkt den
Säureschutzmantel der
Haut und reguliert die
Talgproduktion. Sie ist auch
für die normale und die
Mischhaut geeignet.

HOLUNDER-JOGHURT-STRAFFUNGSMASKE

1 EL Holunder
¼ l Wasser
250 g Joghurt

1
Das Wasser zum Kochen
bringen und den Holunder
damit übergießen.

4
Geben Sie den Joghurt
dazu und vermengen
Sie alles miteinander.

2
Lassen Sie den
Aufguss mindestens
eine ½ Stunde
gut durchziehen.

5
Tragen Sie die Maske
auf Gesicht, Hals und
Dekolletee auf und lassen
Sie sie eintrocknen.

3
Abseihen und den Sud
vor der Weiterverarbeitung
abkühlen lassen.

6
Anschließend gründ-
lich mit kaltem Wasser
abspülen.

Schön und fit mit Quark & Co.

ERNÄHRUNGSTIPPS BEI FETTER HAUT

Meiden Sie Süßigkeiten und Lebensmittel mit weißem Zucker. Auch fettreiche Nahrungsmittel sollten möglichst selten auf Ihrem Speiseplan stehen. Zu saure Lebensmittel, scharfe Gewürze und Alkohol sollten Sie ebenfalls meiden, da diese Nahrungsmittel die Bildung von Pickeln und Mitessern begünstigen.

Milder Joghurt und Magerquark hingegen helfen Ihnen dabei, Ihren Darm zu sanieren und Ihren Stoffwechsel zu regulieren und flottzuhalten.

Sie brauchen:

⅛ l Buttermilch
2 EL Mandelkleie
Etwas frisch gepressten Gurken- oder Tomatensaft
Einige Tropfen Glyzerin (aus der Apotheke)
⅛ l fettarme Milch

BUTTERMILCHMASKE

Frisch gepresster Tomatensaft sieht nicht nur anders aus als gekaufter, er schmeckt auch völlig anders. Tomaten haben einen hohen Gehalt an Mineralstoffen (vor allem Kalium) und enthalten viel Betakarotin.

Gurken können Sie ruhig auch mit der Schale entsaften; der Saft wird dann intensiv dunkelgrün und hat eine ganz leicht bittere Note.

1
Verrühren Sie die Buttermilch mit der Mandelkleie und geben dann den Saft und das Glyzerin hinzu.

2
Tragen Sie die Mischung auf Gesicht, Hals und Dekolletee auf.

3
Lassen Sie die Maske ½ Stunde einwirken.

4
Mit lauwarmem Wasser abwaschen und die Haut mit der fettarmen Milch nachmassieren.

ZITRONEN-JOGHURT-STRAFFUNGSMASKE

Sie brauchen:

1

Verrühren Sie den Saft mit dem Joghurt.

2

Streichen Sie die Maske glatt auf Gesicht, Hals und Dekolletee.

3

Lassen Sie die Straffungsmaske 15–30 Minuten einwirken.

4

Anschließend warm abspülen.

Saft von ½ Zitrone
3 EL Joghurt

REGENERATIONSPACKUNG

Sie brauchen:

1

Alle Zutaten gut miteinander vermischen und auf Gesicht, Hals und Dekolletee auftragen.

2

20 Minuten einwirken lassen.

3

Dann warm abspülen und mit kaltem Wasser erfrischen.

4

Diese Packung wirkt reinigend und nährend zugleich.

3 EL Sahnequark
1 EL Vollmilch
50 g frisches Sauerkraut, fein gehackt

Mischhaut

Begleiterscheinungen auf den fetteren Hautpartien der Mischhaut sind häufig verstopfte Poren, Pickel und Mitesser. Die Ursachen liegen in gestörten Stoffwechselfunktionen von Magen und Darm. Gerade Unreinheiten, Pickel und Pusteln in der unteren Mundpartie können ein Anzeichen dafür sein, dass in Ihrem Verdauungstrakt oder mit Ihrer Darmflora etwas nicht in Ordnung ist. Negativ wirken auf den Stoffwechsel auch

Für diesen Hauttyp sind auch die Masken und Packungen geeignet, die bei zu fetter Haut zu empfehlen sind.

Mischhaut bedarf einer besonders sensiblen und ausgewogenen Pflege.

Stress, Medikamente oder der übermäßige Genuss von Alkohol und Nikotin. Bei einer plötzlichen Umstellung der Lebensweise oder durch klimatische Veränderungen kann es vorübergehend ebenfalls dazu kommen, dass die Haut aus dem Gleichgewicht gerät. Zur inneren Schönheitspflege und zum Ausgleichen der Haut ist eine sanfte Umstellung auf frische Nahrungsmittel empfehlenswert.

Gründliche Reinigung wird bei Mischhaut groß geschrieben, jedoch unter Vorbehalt, da die trockenen Hautpartien dabei besonders berücksichtigt werden müssen. Auf Peelings und kräftigere Gesichtsmassagen sollten Sie daher verzichten. Um diese Haut besonders sanft auf die nachfolgende Pflege vorzubereiten, empfehlen sich Waschungen ohne Wasser.

Sie brauchen:

Buttermilch
Eine Kompresse oder einen Waschlappen

BUTTERMILCHWASCHUNG

1
Eine Kompresse oder einen Waschlappen mit Buttermilch tränken.

2
Die Haut gründlich mit der Buttermilch reinigen.

3
Den Waschlappen nach der Benutzung in die Wäsche geben.

Schuld an Pickeln und Mitessern ist oft ein unausgewogener Hormonhaushalt.

PFLEGE MIT BUTTERMILCH

Buttermilch behandelt Mischhaut mit ihren trockenen Hautpartien äußerst schonend und ist deshalb ideal für die Reinigung. Gleichzeitig wirkt sie entzündungshemmend auf die Hautunreinheiten, ohne jedoch den Säureschutzmantel der Haut zu beeinträchtigen.

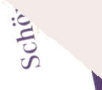

REINIGENDES HOLUNDERBLÜTEN-JOGHURT-TONIKUM

1
Die Holunderblüten mit dem Joghurt vermischen und mit Wattepads auf das Gesicht auftragen.

2
Nach 15 Minuten Einwirkzeit das Tonikum mit warmem Wasser abspülen.

Sie bra

1 EL getrocknete Holunderblüten
6 TL Joghurt

STRAFFENDE PFIRSICH-JOGHURT-MASKE

1
Den Pfirsich mit kochendem Wasser übergießen und häuten. Anschließend mit dem Mixer pürieren.

2
Mit dem Joghurt vermischen.

3
Klopfen Sie die Maske mit Wattepads locker auf Gesicht, Hals und Dekolletee.

4
Nach 20 Minuten Einwirkzeit mit lauwarmem Wasser abspülen.

Sie brauchen:

1 kleinen weichen Pfirsich
8 TL Joghurt

PFLEGENDE JOGHURTMASKE

1
Den Joghurt auf das Gesicht tupfen und antrocknen lassen.

2
Die Milch erwärmen, bis sie lauwarm ist.

3
Tränken Sie Wattepads mit der Milch und waschen Sie damit die Maske ab.

4
Erfrischen Sie sich mit einem kalten Wasserguss.

Sie brauchen:

75 g Vollmilch-joghurt
⅛ l Vollmilch

Sie brauchen:

ESSIG-JOGHURT-STRAFFUNGSMASKE

2 TL Apfelessig
8 TL Joghurt

1
Verrühren Sie den Apfelessig mit dem Joghurt.

2
Tragen Sie die Maske gleichmäßig auf Gesicht, Hals und Dekolletee auf.

3
20–30 Minuten einziehen lassen.

4
Mit warmem Wasser entfernen und anschließend mit kaltem Wasser nachspülen, um die Poren zu schließen.

Trockene Haut

Trockende Haut reagiert besonders empfindlich auf äußere Einflüsse, vor allem auf Berührungen und Temperaturschwankungen. Kaum ein anderer Hauttyp ist so leicht durch Reize aus dem Gleichgewicht zu bringen. Trockene Haut neigt zur Schuppenbildung, ist glanzlos, wird schneller faltig und erzeugt häufig ein gespanntes Gefühl auf der Haut.

Trockener Haut gefällt häufiges Baden gar nicht. Je heißer ein Bad oder eine Dusche, umso mehr Feuchtigkeit entziehen Sie der Haut.

Bei jungen Menschen ist trockene Haut kaum von normaler Haut zu unterscheiden, denn sie ist in der Regel ebenso rein, feinporig und gut durchblutet. Etwa im Alter von 20 Jahren wird die Haut dünner, empfindlicher gegen Witterungseinflüsse und neigt zur Faltenbildung. Sie reagiert schnell mit Rötungen, Schüppchenbildung, Entzündungen oder geplatzten Äderchen auf den Wangen. Diese Erscheinungen werden durch Klimaanlagen, Neonröhren, Fußbodenheizungen und häufige Bildschirmarbeit zusätzlich gefördert, denn sie alle lassen die Haut schneller austrocknen. Auch bei trockener Haut empfehlen sich Waschungen ohne Wasser mit Buttermilch (siehe Seite 126).

BANANEN-QUARK-PACKUNG

Sie brauchen:

1
Alle Zutaten im Mixer
schaumig rühren.

3
½ Stunde
einwirken lassen.

2
Auf Gesicht, Hals und
Dekolletee gleichmäßig
auftragen.

4
Mit lauwarmem
Wasser gründlich
abspülen.

*2 gestrichene
EL Sahnequark
1 EL Sahne
1 kleine Banane
1 Eigelb*

AVOCADO-JOGHURT-KURMASKE

Sie brauchen:

1
Die Avocado schälen und
im Mixer pürieren. Mit dem
gleichen Teil Joghurt
vermengen.

3
Mindestens ½ Stunde
oder über Nacht einziehen
lassen.

2
Auf das Gesicht auftragen.

4
Mit warmem Wasser
gründlich abspülen.

*½ Avocado
Joghurt*

BERUHIGENDE JOGHURT-KAMILLE-
FEUCHTIGKEITSMASKE

Sie brauchen:

1
Den Tee aufbrühen
und mit gleichen Teilen
Honig und Joghurt
vermischen. Auf das
Gesicht auftragen.

2
Nach 20–30 Minuten
die Feuchtigkeits-
maske mit einem
warmen Waschlappen
abnehmen.

*¹⁄₁₆ l starken
Kamillentee
Honig
Joghurt*

VERJÜNGENDE QUARK-HONIG-PACKUNG

1 EL Honig
2 EL Quark
1 TL Mandelöl

1
Erwärmen Sie den Honig leicht (nicht über 40 °C) und verrühren Sie ihn mit dem Quark.

2
Falls Sie sehr trockene Haut haben, geben Sie noch Mandelöl hinzu.

3
Tragen Sie die Packung auf Gesicht, Hals und

Dekolletee auf, wobei die Augenpartie ausgespart werden sollte.

4
Lassen Sie die Packung etwa ½ Stunde einwirken.

5
Danach waschen Sie die Packung mit lauwarmem Wasser gründlich ab.

Empfindliche oder nervöse Haut

Bei sensibler Haut ist die Versorgung mit Hautfett unzureichend; die Haut ist dünn und pergamentartig.

Dünnhäutigkeit ist das Stichwort, das auch im psychischen Sinne auf den empfindlichen Hauttypus passt. Genauso sensibel wie die Seele des Betroffenen reagiert auch sein äußerer Schutzmantel, die Haut. Empfindliche Haut wirkt vom Aussehen wie der trockene Hauttyp; bei näherer Betrachtung sieht man ebenfalls erweiterte Äderchen um die Wangenknochen herum. Die Versorgung mit Hautfett ist mangelhaft, die Haut selbst dünn und pergamentartig. Bei den geringsten Irritationen von außen oder durch besondere nervliche Anspannung reagiert die Haut mit Rötungen, Schwellungen oder auch mit Jucken. Auch bei empfindlicher Haut sind Waschungen mit Buttermilch sehr zu empfehlen (siehe Seite 126). Buttermilch behandelt empfindliche Haut schonend und wirkt entzündungshemmend auf Hautunreinheiten.

URSACHEN BESEITIGEN

Probleme in Partnerschaft, Familie oder Beruf zeigen sich oft sofort in Hautirritationen. Auch anregende Genussmittel, wie Alkohol, Kaffee oder Tee, wirken sich bereits in geringen Mengen auf den Zustand der emfindlichen Haut aus, ebenso wie zu heiße oder scharf gewürzte Nahrungsmittel. Menschen mit empfindlicher Haut sollten ihre Stoffwechselfunktionen ausgleichen und nervliche Belastungen abbauen.

Während der heißen Sommermonate sollten sich Menschen mit empfindlicher Haut besonders sorgfältig vor den Sonnenstrahlen schützen, um einer vorzeitigen Hautalterung vorzubeugen.

Vorsicht Sonnenbrand! Dauer und Intensität eines Sonnenbades sowie die Stärke des Sonnenschutzmittels sollten Sie stets auf Ihren Hauttyp abstimmen.

NÄHRENDE SAHNE-QUARK-PACKUNG

Sie brauchen:

1

Sahne und Quark zu gleichen Teilen vermischen.

3

Die Paste auf Gesicht, Hals und Dekolletee gleichmäßig verteilen.

4

Lassen Sie die Packung 15 Minuten lang einwirken.

2

Das Eigelb darunter rühren und zu einer streichfähigen Paste verrühren.

5

Anschließend die Sahne-Quark-Packung mit in warmem Wasser getränkten Wattekompressen abnehmen.

Süße Sahne
Quark
½ Eigelb

Die Packung kann ohne vorhergehende Reinigung auf die Haut aufgetragen werden.

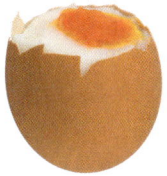

ERFRISCHENDE KRÄUTERPACKUNG

3 EL Quark
Eine Handvoll klein
gehackte Petersilie

1

Mischen Sie die Kräuter unter den Quark und tragen Sie die Masse auf Gesicht und Hals auf.

2

Um zu verhindern, dass sie abrutscht, legen Sie

sich am besten hin und bedecken die Packung mit trockenen Kosmetiktüchern.

3

Nach ½ Stunde mit feuchten Wattekompressen abnehmen.

BERUHIGENDE HAFERMEHL-JOGHURT-MASKE

5 EL Joghurt
5 EL Hafermehl

Diese Maske ist auch empfehlens-wert bei empfind-licher Mischhaut.

1

Hafermehl und Joghurt zu einer Paste vermischen.

2

Auf Gesicht, Hals und Dekolletee auftragen.

3

Einwirken lassen. Nach 15-20 Minuten mit einem in warmes Wasser getauchten Waschlappen gründlich entfernen.

JOGHURT-HONIG-FEUCHTIGKEITSMASKE

5 EL Joghurt
3 EL Honig
Mehl

1

Vermischen Sie den Joghurt mit dem Honig und geben Sie so viel Mehl dazu, dass eine nicht zu dickflüssige Paste entsteht.

2

Auf Gesicht, Hals und Dekolletee auftragen und nach 10-15 Minuten mit einem warmen Waschlappen entfernen.

Reife oder müde Haut

Gelassen sollte man die Folgen des Alterns hinnehmen und seine Fältchen und Falten als Tribut an das eigene Leben und seine Erfahrungen sehen. Das Altern des Körpers ist schließlich ein ganz natürlicher und vor allem stetiger Prozess. Je souveräner man diesen annimmt, desto entspannter tritt man auch in die so genannte dritte Lebensphase ein und kann diese auch mit Gewinn genießen.

Ab einem Lebensalter von etwa 40 Jahren verliert die Haut bei den meisten Menschen deutlich sichtbar an Elastizität. Auch das Fettgewebe in der unteren Hautschicht geht zurück und die Oberhaut wird dünner. Erkennbar wird dies in einem trockenen Hautbild mit Fältchen und Falten und in manchen Fällen auch an den so genannten Altersflecken und stärkerer Pigmentierung. Je sorgfältiger man seine Haut im Laufe seines Lebens von innen und von außen gepflegt hat, desto weniger schnell wird man diese Spuren wahrnehmen. Auf natürliche Weise aufzuhalten sind sie allerdings nicht. Doch Ihre Haut wird es Ihnen danken, wenn Sie sie in ihren Funktionen vermehrt unterstützen. Dies bedeutet, die Haut mit ausreichend Feuchtigkeit zu versorgen sowie ihre Durchblutung und damit den träger werdenden Hautstoffwechsel anzuregen. So erhalten Sie sich ein lebendiges und waches Aussehen und eine gepflegte Ausstrahlung.

Fältchen und Falten sind die natürlichen Folgen des Alterns. Die Talgabsonderung bei Frauen über 50 Jahre wird – bedingt durch die hormonelle Veränderung – besonders stark reduziert.

GESUNDE NAHRUNG FÜR DIE HAUT

Mit Kosmetika aus Sauermilchprodukten können Sie Ihrer Haut viel Gutes von außen tun. Richtige Ernährung sorgt für Regeneration von innen:

* Viel Obst und Gemüse
* Regelmäßig Fisch
* Wenig tierisches Fett
* Wenig Zucker
* Wenig Alkohol
* Kein Fastfood

ERFRISCHENDE GERSTEN-JOGHURT-STRAFFUNGSMASKE

1 TL Gerste
¼ l Wasser
125 g Joghurt

1

Die Gerste einige Minuten in dem Wasser köcheln lassen. Abkühlen lassen.

2

Mit dem Joghurt vermengen und auf Gesicht, Hals und Dekolletee auftragen.

3

Lassen Sie die Straffungsmaske ½ Stunde einwirken.

4

Anschließend entfernen Sie die Packung gründlich mit warmem Wasser.

JOGHURT-PAPAYA-ERFRISCHUNGSMASKE

1 TL Gerste
¼ l Wasser
125 g Joghurt

Wenn Sie wenig Schlaf gehabt haben und Ihre Haut fahl und blässlich aussieht, ist diese Maske besonders wirkungsvoll.

1

Die Papaya schälen, Fruchtfleisch pürieren.

2

Das Püree mit einigen Teelöffeln Joghurt vermischen und auf das Gesicht auftragen.

3

Lassen Sie die Erfrischungsmaske 15–20 Minuten einwirken.

4

Anschließend spülen Sie die Maske mit lauwarmem Wasser gründlich wieder ab.

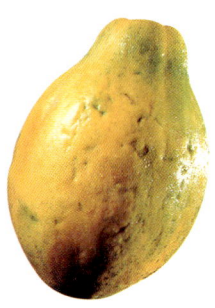

FALTENMILDERNDE ROSENBLÄTTERMASKE

Sie brauchen:

Wenden Sie diese Maske zweimal pro Woche an, um den wohltuenden, nährenden Effekt zu erhalten. Achten Sie beim Kauf der Rosenblätter darauf, dass sie nicht mit Pestiziden behandelt wurden. Diese könnten bei empfindlicher Haut zu Reizungen führen.

Haut von frischem Joghurt
Gemahlene Rosenblätter
Sandelholz
Vetiver
Rubia cordifolia
(jeweils zu gleichen Teilen)

1
Vermengen Sie die Haut des Joghurts mit den anderen Zutaten so, dass sich eine dickflüssige Creme ergibt.

2
Diese verteilen Sie gleichmäßig über Gesicht, Hals und Dekolletee.

3
Lassen Sie die Maske etwa 15 Minuten lang einwirken.

4
Nehmen Sie dann die überschüssige Paste mit Wattepads ab und waschen Sie Ihr Gesicht mit warmem Wasser.

AUFBAUPACKUNG

Sie brauchen:

1
Vermengen Sie alle Zutaten gut miteinander.

2
Tragen Sie die Aufbaupackung von der Kinnmitte aus auf Gesicht, Hals und Dekolletee auf.

3
Lassen Sie die Maske mindestens ½ Stunde lang einwirken.

4
Abschließend gründlich mit warmen Wasser abwaschen und kalt nachspülen.

3 gestrichene EL Sahnequark
1 Eigelb
1 geschlagenes Eiweiß
1 EL Traubenzucker
Saft von ½ Zitrone

GURKENPACKUNG ZUR STRAFFUNG

*2 gestrichene
EL Sahnequark
¼ Salatgurke*

1
Den Quark und die gewaschene mit Schale pürierte Gurke verrühren.

3
Lassen Sie die Packung 20 Minuten einwirken.

2
Auf Gesicht, Hals und Dekolletee streichen.

4
Mit kaltem Wasser gründlich abwaschen.

GLÄTTENDE ERDBEER-JOGHURT-VERJÜNGUNGSMASKE

*1 Hand voll
Erdbeeren
1 Ei
8 TL Joghurt*

1
Die Erdbeeren mit einer Gabel zu Mus zerdrücken. Das Ei und den Joghurt dazugeben und vermischen.

2
Tragen Sie die Maske dann auf Gesicht, Hals und Dekolletee auf und lassen Sie sie 20 Minuten einwirken.

NÄHRENDE FENCHEL-JOGHURT-MASKE

*¼ l starken
Fencheltee
4 TL Honig
4 TL Joghurt*

1
Einen Teelöffel Fencheltee mit Honig und Joghurt vermengen.

3
Mindestens 20 Minuten lang einwirken lassen.

2
Auf Gesicht, Hals und Dekolletee auftragen.

4
Anschließend mit lauwarmem Wasser gründlich abspülen.

BRUNNENKRESSELOTION GEGEN SOMMERSPROSSEN ODER ALTERSFLECKEN

1

Das destillierte Wasser leicht erwärmen und den Honig darin auflösen.

2

Lassen Sie die Mischung abkühlen und schütteln Sie sie mit dem Brunnenkresse-extrakt in einer Flasche gut durch.

3

Betupfen Sie die betroffe-nen Hautstellen mit der Lotion und lassen Sie sie 1 Stunde einwirken.

4

Anschließend waschen Sie die Lotion mit der Buttermilch gründlich ab und cremen sich ein.

100 ml destilliertes Wasser
1 EL Honig
30 ml Brunnen-kresseextrakt
Buttermilch zum Abwaschen

RADIESCHENMASKE GEGEN PIGMENTFLECKEN

1

Raspeln Sie die ge-waschenen Radieschen und vermischen Sie sie mit dem Joghurt zu einer streichfähigen Paste.

2

Verrühren Sie alles zu einer breiigen Masse, die Sie gleichmäßig vom Kinn aus auf Ihr Gesicht auftragen.

3

Lassen Sie die Radies-chenmaske 15 Minuten einziehen.

4

Abschließend sehr sorgfältig mit warmem Wasser oder einem in warmes Wasser getauchten Wattepad abnehmen. Es sollten keine Reste auf der Haut bleiben.

1 Bund Radieschen
3 EL frischen Joghurt

Pflegende Bademischungen

Schon Königin Kleopatra wusste um die besondere Wirkung von Milchbädern. Sie badete stets in Eselsmilch.

Bäder in Milch und Milchnebenerzeugnissen gehören zu den ältesten Schönheits- und Pflegemitteln für die Körperhaut. Sie machen sie glatter und geschmeidiger, lassen Hautreizungen abklingen und Hautunreinheiten abheilen. Sinnvoll ist es, wenn Sie vor dem Bad ein Körperpeeling durchführen, um Ihre Haut von abgestorbenen Hautschüppchen zu befreien und sie empfänglich für die Nährstoffe zu machen. So regen Sie gleichzeitig die Stoffwechselfunktionen Ihrer Haut an und helfen ihr dabei, sich zu regenerieren und zu erneuern.

ERFRISCHENDES UND REGENERIERENDES BUTTERMILCHBAD

Sie brauchen:

2–3 l Buttermilch

1
Die Buttermilch in die Badewanne gießen; erst dann das Wasser zulaufen lassen, damit die Buttermilch nicht flockig wird.

2
Nach dem Bad nicht duschen, sondern die Haut mit einem Handtuch nur vorsichtig trockentupfen.

JOGHURTERFRISCHUNGSBAD

Sie brauchen:

4 EL Epsomer Bittersalz (aus der Apotheke)
4 EL Maisstärke
125 g Joghurt

1
Das Bittersalz aus der Apotheke gründlich mit der Maisstärke vermischen und mit dem Joghurt vermengen.

2
Die Mischung geben Sie in das laufende Badewasser.

3
Bleiben Sie 10 bis höchstens 15 Minuten in der Badewanne.

NÄHRENDES JOGHURT-KRÄUTER-BAD

Sie brauchen:

*1 EL frisches Kraut,
z. B. Thymian,
Pfefferminze,
Rosmarin, Salbei
oder Basilikum
¼ l Wasser
250 g Joghurt
5 TL Weizenkeimöl*

1
Brühen Sie Ihr getrocknetes Lieblingskraut (immer nur eine Sorte) mit dem kochenden Wasser auf und lassen Sie den Aufguss über Nacht ziehen.

2
Seihen Sie dann die Kräuter ab und geben Sie den Aufguss in den Joghurt.

3
Mischen Sie das Öl darunter.

4
Pro Bad verwenden Sie etwa ⅛ l der Mischung.

5
Den Rest im Kühlschrank aufbewahren und binnen zehn Tagen verbrauchen.

PFLEGENDES JOGHURT-ÖL-BAD

Sie brauchen:

*¼ l Weizenkeimöl
250 g Joghurt*

1
Vermengen Sie das Öl mit dem Joghurt im Mixer.

2
Geben Sie pro Bad einige Esslöffel dieser Mischung ins Wasser und rühren das Ganze kräftig durch.

3
Besonders wohltuend für die trockene Haut im Winter.

BASILIKUM

Das »Basilienkraut« gehört zur Familie der Lippenblütler. Basilikum wächst in ca. 60 Arten in ganz Europa. Er enthält zahlreiche Gerbstoffe, organische Säuren, Mineralsalze, Enzyme und Vitamine.

Adressen

Ärzte für Natur-heilkunde
Heilpraktiker
Verbraucher-zentralen
Krankenkassen
Fachverbände

Fachverband Deutscher Heilpraktiker
Landesverband Bayern e.V.
Herrn Dieter Grabow
Neumarkter Straße 87
81673 München
Tel. 0 89/4 31 41 40
Fax 0 89/4 31 03 04

DGE
Deutsche Gesellschaft für Ernährung e.V.
Im Vogelsang 40
60323 Frankfurt/Main
Tel. 0 69/97 68 03-0
Fax 0 69/97 68 03-99

Auswertungs- und Informationsdienst
für Ernährung, Landwirtschaft und Forsten e.V. (AID)
Konstantinstr. 124
53179 Bonn
Tel. 02 28/8 49 90
Fax 02 28/9 52 69 52

Bei Fragen rund um die gesunde Ernährung mit Quark, Buttermilch, Kefir und Joghurt helfen Ihnen die Fach-verbände gerne weiter.
Ebenso können Sie sich bei den Verbraucherzentralen und über Ihre Krankenkasse zu Fragen der Ernährung informieren und beraten lassen.

Die Autorin des Buches

Elisabeth Sticht, Jahrgang 1964, wuchs im Allgäu auf. Nach dem Studium der Philosophie und Germanistik in Tübingen arbeitete sie zunächst einige Jahre in einer Zeitschriftenredaktion. Seit der Geburt ihres Sohnes schreibt Elisabeth Sticht als freischaffende Journalistin und Redakteurin mit den Themenschwerpunkten Gesundheit, Gesellschaft, Erziehung und altes Heilwissen vorwiegend für Rundfunk- und Zeitschriftenredaktionen.

Haftungsausschluss

Die Inhalte dieses Buches sind sorgfältig recherchiert und erarbeitet worden. Dennoch können weder Autorin noch Verlag für alle Angaben im Buch eine Haftung übernehmen.

Die Deutsche Bibliothek – CIP-Einheitsaufnahme

Sticht, Elisabeth:
Heilen mit Quark, Joghurt, Buttermilch und Kefir : Innere und äußere Anwendungen für Gesundheit, Schönheit und Fitness / Elisabeth Sticht – Augsburg : Midena, 1998
ISBN 3-310-00439-2

Bildnachweis

Foto Traudl Bühler, Augsburg: 134; Jens Kron, Augsburg: 2, 8, 37, 42, 46, 54, 97, 100; MEV Verlag GmbH, Augsburg: 64, 75, 88, 108, 115, 131; PhotoPress Bildagentur GmbH, Stockdorf/München: 9 (Liebermann), 16 (Kuh), 21 (Liebermann), 29 (Kiepke); Studio für Illustration und Fotografie Sascha Wuillemet, München: 5, 78, 82, 96; ZEFA Zentrale Farbbildagentur GmbH, Frankfurt: 24 (Pfeiffer), 25 (Phototake), 45 (Hardy), 47 (Steenmans), 55 (Phototake), 68 (Esser & Strauss), 92 (Norman)

Weiterführende Literatur

Bräckle, Dr. Isolde: Schöner durch Naturkosmetik, München, 1991
Cavelius, Andrea und Frohn, Birgit: Das große Buch der Volksheilkunde. Ludwig Buchverlag. München 1997
Donhauser, Rose Marie: Quark, Butter, Joghurt, Käse hausgemacht. München 1997
Hess, Reinhard: Quark, Joghurt & Co. München 1995
Nöcker, Rose-Marie: Joghurt und Gesundheit. München 1996
Schwinghammer, Herbert: Brainfood. Essen, das intelligent macht. Weltbild Verlag. Augsburg 1997
Volz, Gerda: Rezepte mit Joghurt, Kefir & Co. Niederhausen 1996

Impressum

Es ist nicht gestattet, Abbildungen und Texte dieses Buchs zu digitalisieren, auf PCs oder CDs zu speichern oder auf PCs/Computern zu verändern oder einzeln oder zusammen mit anderen Bildvorlagen/Texten zu manipulieren, es sei denn mit schriftlicher Genehmigung des Verlages.

Midena Verlag, Augsburg
© 1998 Weltbild Verlag GmbH
Alle Rechte vorbehalten

Redaktion: Annette Gillich, Michael Kraft
Bildredaktion: Miriam Zöller
Umschlag (unter Verwendung eines Fotos von Jens Kron): Michel Keller, München
Layout: Christine Paxmann, München
Grafische Gestaltung und DTP/Satz: Dirk Risch, München · Berlin
Druck und Bindung: Offizin Andersen Nexö, Grafischer Großbetrieb, Leipzig

Gedruckt auf chlorfrei gebleichtem Papier

Printed in Germany

ISBN 3-310-00439-2

Register

Register